＼できる／

子どもの
最強ごはんと
おやつ術

小児科医

工藤紀子

はじめに

こんにちは、小児科医の工藤紀子です。

みなさん、コンビニに子どもと行った時、ただお水を買いたかっただけなのに、「グミがほし〜い」、「この炭酸ジュースがほし〜い」って言い始めた子どもと、もめたことはありませんか？

「もうおやつ食べたから、今日は買いませんよ。」

「でもほしーいほしーーい」

「か・い・ま・せ・ん」

「ぶ――――――――！」

何を隠そう、我が家でもよくある光景です。

私はいつも子どもとコンビニに行くと、だいたい必ずこうなってしまうことに悩んでいて、なるべく行かないですむなら行かないようにしたいと思っています。

コンビニは、お菓子や菓子パンや惣菜パン、ジュースやお茶など、子どもに良くないものだけど子どもを魅了する、「アクマ」の食べ物（本文中で解説いたします）であふれているのです。

なんとかしてこれを変えたい……。

そう考えてきました。なぜそう思うのか。

遅くなりましたが、自己紹介をさせていただきます。

私は小児科の医師をしており、大学院では子どもの栄養と発達に関して勉強し、学位を取得いたしました。そこで主に学んだことは栄養の中でも、鉄やＤＨＡと発達との関連性。簡単に言えば、鉄やＤＨＡをしっかりとることが、子どもにとって大切だということを学びました。

その後、さらに子どもの発育・発達に必要な栄養について学ぶ中で、「世界に誇る先進国の日本」であるはずにも関わらず、実は成長に欠かせない栄養が足りていない子どもたちがたくさんいるということがわかってきました。

世の中の、すぐ手が届くところに、みんながよく食べているものだけど栄養価が低い食べ物、飲み物が多くあることにも目がいくようになりました。

そして、中でも最も危機感を抱いたのが、「栄養が足りていないということに気がついていない人がたくさんいる」ということでした。

しかし、テレビやＳＮＳで「健康になりたければ、この食材！」と取り上げられるたびに、スーパーの棚から一時、その商品が品切れになるほど、みなさま健康に興味はあるのです。

この本を読んでいただければ、

・本当に子どもの発育・発達に必要な栄養素が何であるかがわかります。

・これらの栄養素さえ満たしていれば、まず他の栄養素はバランスよくとれてきます。ほかの栄養素について難しく考える必要はありません。

・そして、それらの栄養素をどう満たしていけばいいのか、ちょっとしたコツもお伝えします。

・お母さんでも、お父さんでも、誰でもできる方法もご紹介します。

・コンビニなどで買えるものを使いながら栄養を満たす方法もご紹介します。

・体の栄養だけでなく、心の栄養を満たす方法もお話しします。

決して難しい方法はお伝えしません。このズボラな私でもできる方法ですから、ご安心ください。面倒なことはありません。

私は、育児において、母親が自分の時間や労力を削り、食事を用意することに時間かけることが、すばらしいとは考えていません。お母さん自身も楽しみながら、楽をしながら、安全に育児をすることができ、子どもの目を見て向き合えることこそが、大切だと考えています。

子どもたちの体と心の栄養を満たすということは、今後の日本の将来を支える未来を満たすということです。

さあ、今日から、楽に楽しく安全に、子どもたちの明るい未来のために食事を変えていきませんか？

フローチャート

子どもの栄養素チェック!!

本編へ進む前に、まずはお子さんの今の栄養状況を確認してみましょう。左のフローチャートに、YESかNOで答えながら進んでください。

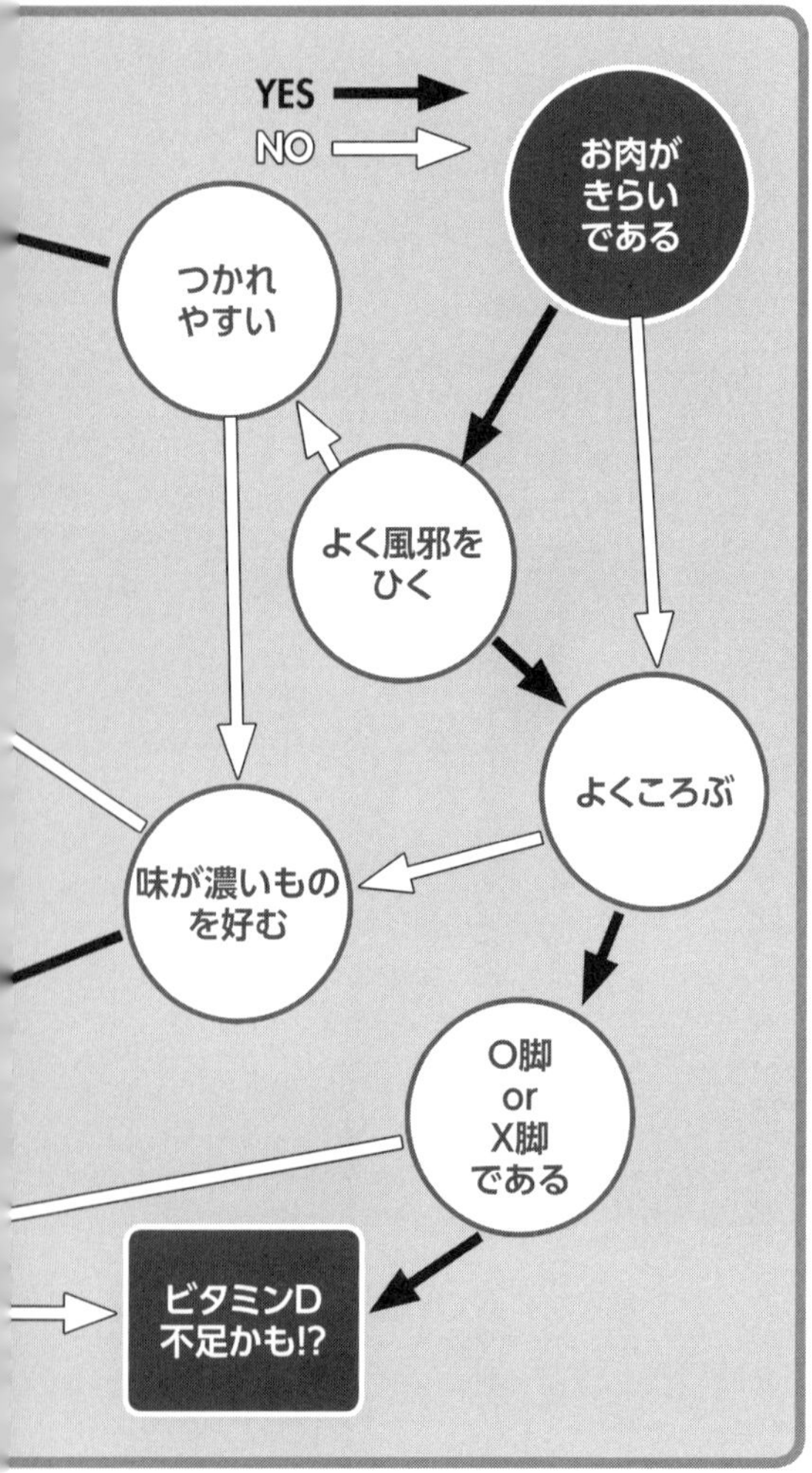

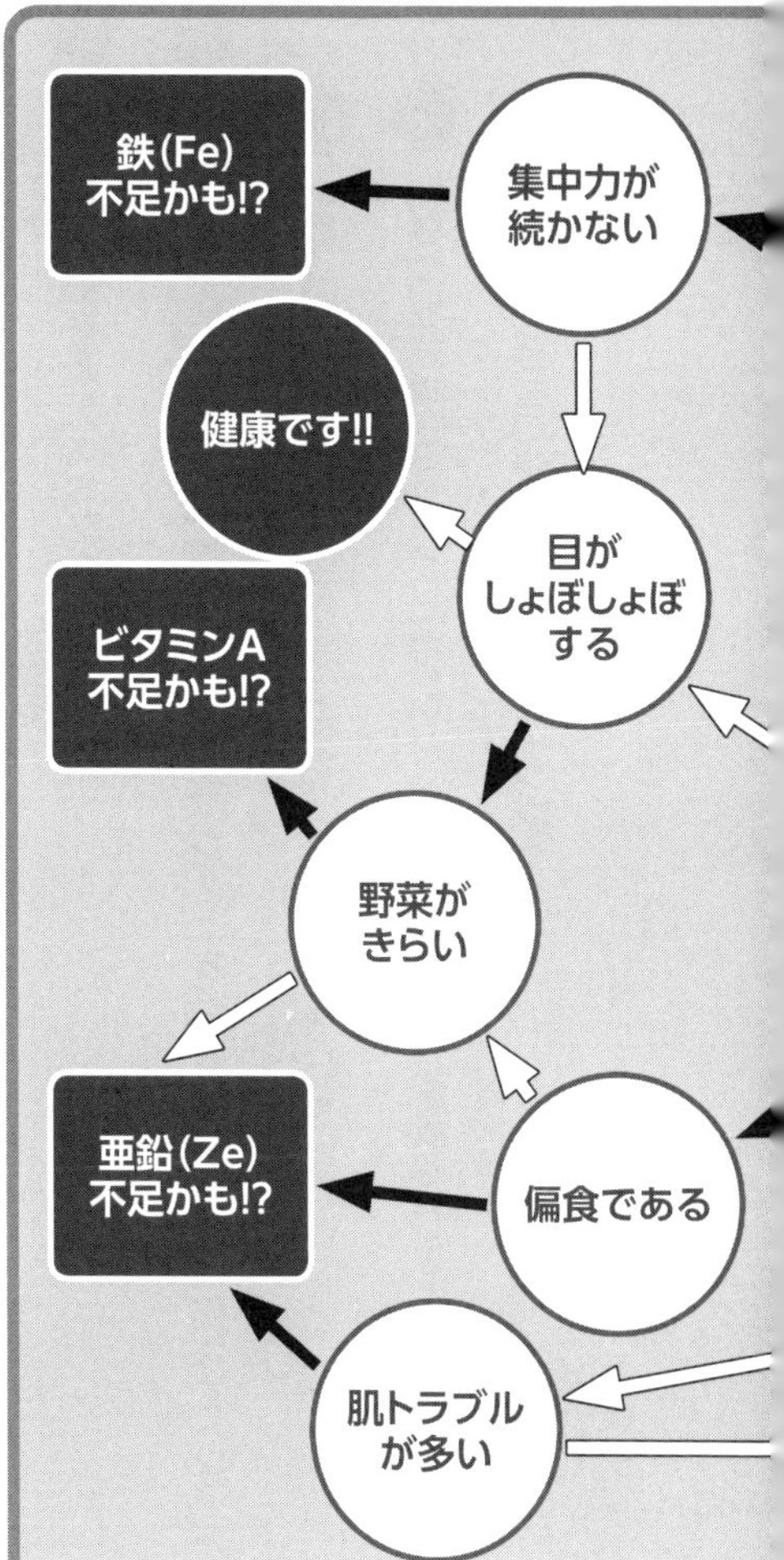

いかがだったでしょうか？　もしかすると、大半のお子さんがなんらかの栄養不足と判定されてしまったかもしれません。でも、大丈夫。本書では、お子さんの体にとって、とっても大切な「鉄」、「亜鉛」、「ビタミンD」、「ビタミンA」を、簡単手軽に摂取するための方法をまとめてあります。

いつか、あなたのお子さんが、このフローチャートで「健康です‼」のマス目に進むことができるよう、私もしっかりサポートさせていただきます。

さあ、食の力でお子さんの健やかな体と心を育てましょう！

できる子どもの最強ごはんとおやつ術

目次

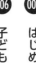

第1章

「健康な体」と「健康な心」をつくる

医学的に正しい食の常識

Part1. 世界の食の常識から取り残されている日本！

●「鉄」「亜鉛」「ビタミンD」「ビタミンA」は発育期の重要なパートナー

我が子には「健康に育ってほしい」これは親であれば誰もが心から願うことですよね。「健康に」とは、心身ともに健やかな状態をさします。

この章では「健康な体」と「健康な心」に必要な栄養について、これさえおさえておけば結果的に全て網羅できる、という重要な４つの栄養素の話をします。

栄養の話となると、なんとなく、

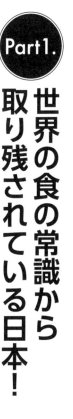

「それは発展途上国の話でしょう？」とか、
「日本は食事の種類も豊富で、この飽食の時代に栄養が足りないなんてことはないんでしょう？」

と思われる方もいらっしゃるかもしれません。

しかし実は、日本には栄養が足りていない子が増えてきています。そのバックグラウンドには、貧困が意外と多いということもありますが、そうでない方たちの中にも、本当に必要な栄養とは何か？ という知識が不足しているために、知らず知らずのうちに子どもを栄養が足りない状態にさせてしまっている方が多くいらっしゃるのです。これはとても残念なことですよね。

5歳から12歳、いわゆる「ゴールデンエイジ」とも呼ばれる成長期の子どもたちは、体がグンと大きくなり、頭もドンドン使っていく時期です。この期間は適切な栄養が特に必要になってきます。子どもが持っている力を最大限にいかすには、間違いのない栄養が欠かせないのです。

いま栄養の情報は探せばいくらでも出てきます。本でも、テレビでも、インターネットでも「この栄養が大事」とそれぞれに説明されています。

でも、人間はそこまでたくさんの情報を覚えることはできません。栄養素の種類だけでも膨大ですし、一つの食材にふくまれる栄養素が一つだけということもありません。当然、複数の食材に重複している栄養素も多くあります。

そこで私は、これさえおさえれば「心身ともに健康で元気になれる栄養素」を4種類に絞りました。それが鉄、亜鉛、ビタミンD、ビタミンAで、「鉄と亜鉛DA(だ)!」と覚えてください。

それではなぜ、この4種類が子どもの成長発達に欠かせないのか、それらが満たされたらどういう子に育つのか、一つずつ説明していきましょう。

●鉄：粘り強さの鍵「イライラしたら鉄不足かも」

鉄が満たされたら、
イライラが減り食欲が出て、
集中力がついて頑張れる子になる？

とにかく、これだけでもよいからしっかり摂取してほしい大事な栄養素は「鉄」です。大げさなようですが、「鉄を制するもの、育児を制する」と言ってもよいくらい、長期にわたり成長発達に欠かせない大事な栄養素です。よくイライラしたらカルシウム不足なんて言われていますが、「イライラしたら鉄不足」を疑ったほうがよいと私は考えています。もしかしたら反抗期の原因にも鉄不足があるかもしれません。

鉄の大切さを理解していただくには、まず鉄の役割が何か、そしてどのように蓄えられているのか、を知っていただく必要があります。

鉄の大切な役割は3つあります。体中に酸素を運ぶ赤血球を作ることと、エネルギーを作り出すこと、そして心のバランスを保つことです。

〈鉄：酸素を運ぶ赤血球をつくる〉

私たちが生きるのに、呼吸は欠かせませんよね。それは、なぜでしょう？

呼吸をして、体内に酸素を取り入れているからです。生きるのに酸素が必要なのです。息が止まると酸欠で死んでしまいます。この酸素を体のすみずみに運ぶのが血液ですが、その血液の中の赤血球が酸素を運んでいます。

赤血球は赤いから赤血球というのですが、なぜ赤いかというと、赤血球を作るタンパク質のヘモグロビンにふくまれる「鉄」が赤い色の原因です。鉄が錆びると茶色っぽくなりますよね。だから、酸素を持っている血液（動脈血）は赤くて、体のすみずみに酸素を配って酸素を手放した血液（静脈血）は茶色いのです。

つまり、体に酸素を行き渡らせている赤血球を作るのに必要なのが「鉄」なのです。

このように鉄は、生きるのに欠かせない大切な役割を担っているのです。

〈鉄：食べ物からエネルギーを作り出す〉

鉄は体のすみずみに酸素を配っているだけではありません。その酸素を用いて、食べたものからたくさんのエネルギーを作り出しています。

このエネルギーは「ATP」というのですが、人は体の中でどうやってエネルギー（ATP）を作っているのでしょう。

エネルギー（ATP）はもちろん食べ物から作られているのですが、食べ物は大きく分けて糖質、たんぱく質、脂質に分けられます。その中で最もてっとり早くエネルギーになるのが糖質です。

ここからは、次ページの図も交えてご説明していきましょう。

体内に摂取された糖質は、分解されて「グルコース」になるのですが、このグルコースからは〝2エネルギー（ATP）〟ができます。これは酸素がない状態でもできる反応です。

ここに酸素があると、細胞の中のミトコンドリアというところでアセチルＣｏＡ（アセチルコーエー）になり、「ＴＣＡ回路」と「電子伝達系」という経路を経てＡＴＰを作ります。

ＴＣＡ回路と電子伝達系を介した場合のＡＴＰは〝36ＡＴＰ〟にもなります。

体としては、効率の良いこのミトコンドリアでなるべくエネルギー（ＡＴＰ）を作り出したいのですが、実はこのＴＣＡ回路と電子伝達系には鉄が必要なのです。

鉄が足りないと、このミトコンドリアでの働きがうまくいかず、効率良くＡＴＰが作れなくなってしまいます。

ちなみに酸素がないと、ピルビン酸から疲労物質

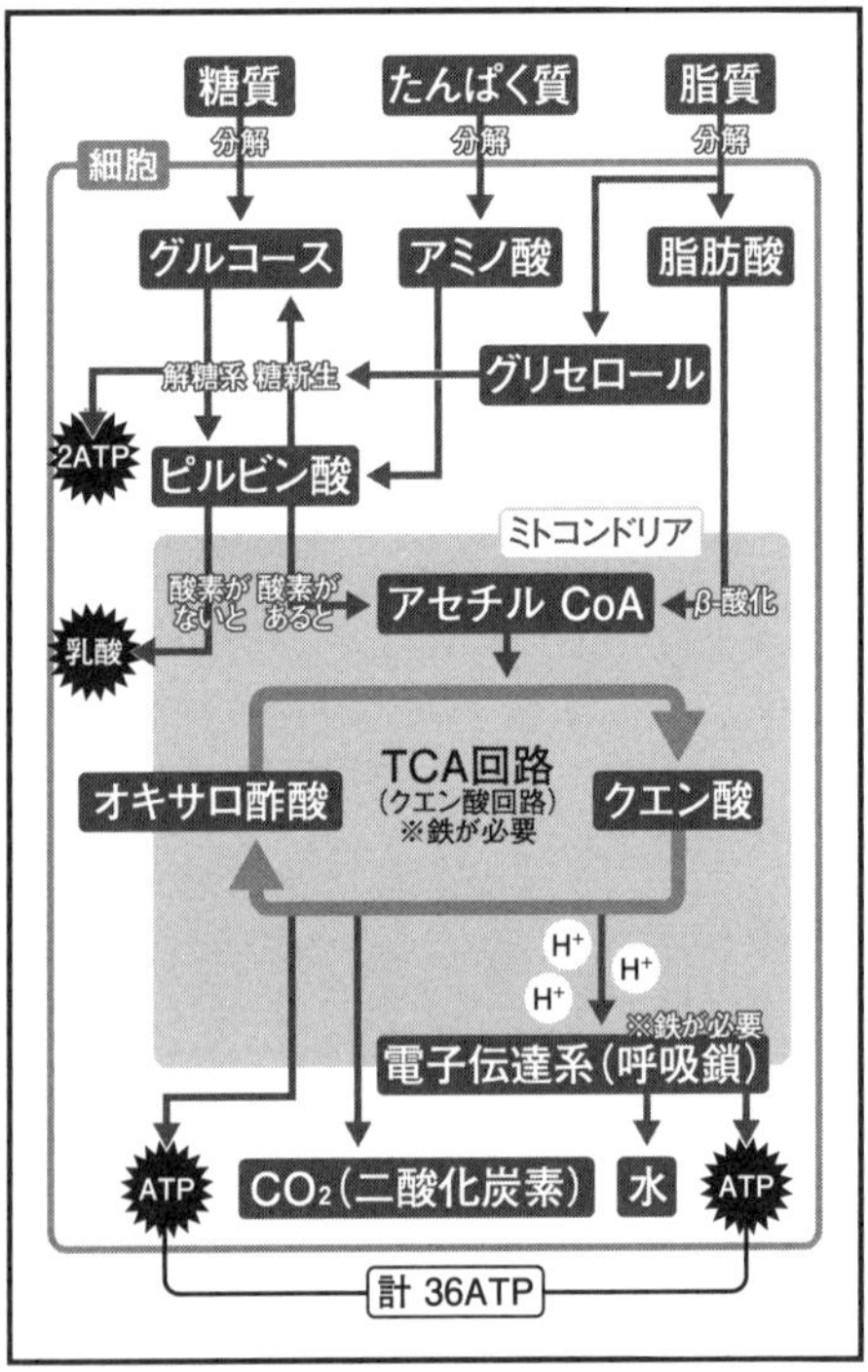

と言われる「乳酸」ができてしまいます。

このエネルギー産生は糖質に限らず、タンパク質や脂質ともうまく関係しあって成り立っています。

タンパク質や脂質をエネルギーとして消費するにも、この「TCA回路と電子伝達系」が必要なので、鉄は絶対にエネルギー産生には欠かせないのです。

ここまでざっと語りましたが……ちょっとなにを言ってるかわからないですよね（笑）。

イメージとして考えてみましょう。

体の中にはエネルギーを得るためにコンビニとデパートがあります。

・糖質コンビニ：歩いて速攻で行けて、簡単にエネルギーゲット！　でも量はちょっとだけ。
・ミトコンドリアデパート：車（酸素）がないと行けない。車を運転する人（鉄）も必要。手間がかかるがたくさんのエネルギーをゲットできる。車を手に入れるにも人（鉄）が必要。

つまり、体の中にたくさんあるデパートに、なるべくたくさんの車で出かけ、なるべくたくさんのエネルギーをゲットしたいわけです。

コンビニでちょこちょこ買ってもなんとかやっていけますが、それだけでは足りないし効率が悪いというわけです。

〈鉄：心のバランスを整える〉

鉄は、神経伝達に関わるドーパミンやセロトニンの生成に必要なものです。鉄が足りていないと、うまくこれらが作れなくなってしまいます。

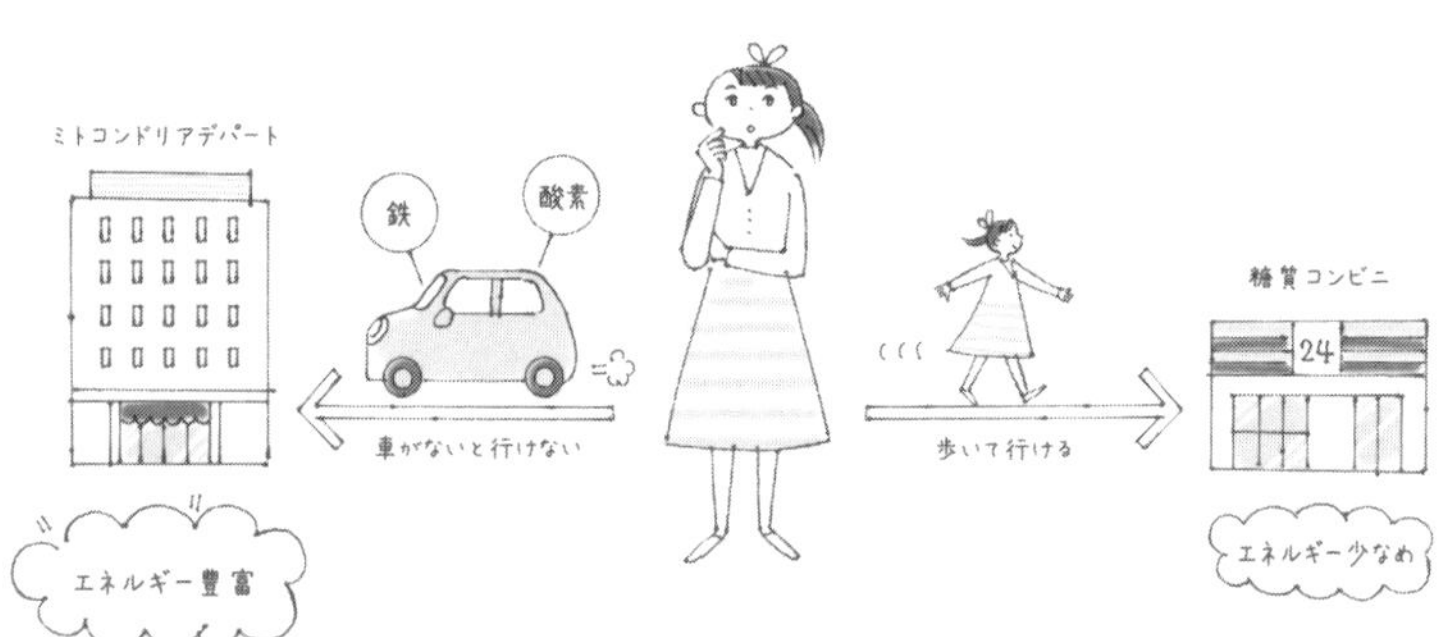
ミトコンドリアデパート
鉄
酸素
糖質コンビニ
24
車がないと行けない
歩いて行ける
エネルギー豊富
エネルギー少なめ

このドーパミンやセロトニンがどのような働きをするかというと、ドーパミンは「やる気」、「集中」などの〝精神的な元気さ〟を司り、セロトニンはハッピーホルモンとも言われ、心を「リラックス」させたり「ドーパミンの出すぎをコントロール」する作用があります。

ドーパミンが出てやる気が出るのはいいことですが、精神的に元気すぎるということは、怒りっぽくなってすぐカッとしたり、我慢ができなくなったりすることを指します。

つまり、これらは連携しながら、心のバランスを整えてくれているのです。

これもわかりやすくイメージで考えてみましょう。

ドーパミンが線路の上を走る汽車の燃料で、セロトニンが線路と考えてください。

燃料がちょうどよく、線路がスムーズだと汽車は安全に走ります。

燃料が多すぎて、汽車が突進したり急停車したりすると、事故の原因になってしまいます。

一方、燃料が足りなければ汽車は動きません。ゆっくりノロノロ運転です。また、線路がガタガタだとスムーズに走れず、乗り心地も悪くなってしまいます。

汽車をちょうどよく、スイスイ走らせるためには、適度なドーパミンやセロトニンが必要で、その上を走る汽車には「鉄」という機関士が必要なのです。

次に、鉄はどのような形で体の中に存在しているのかを説明していきましょう。

〈鉄：リサイクル上手なトランスフォーマー〉

鉄はさまざまな形で体の中に存在しています。

体内には、全部でおよそ3gくらいの鉄が存在し

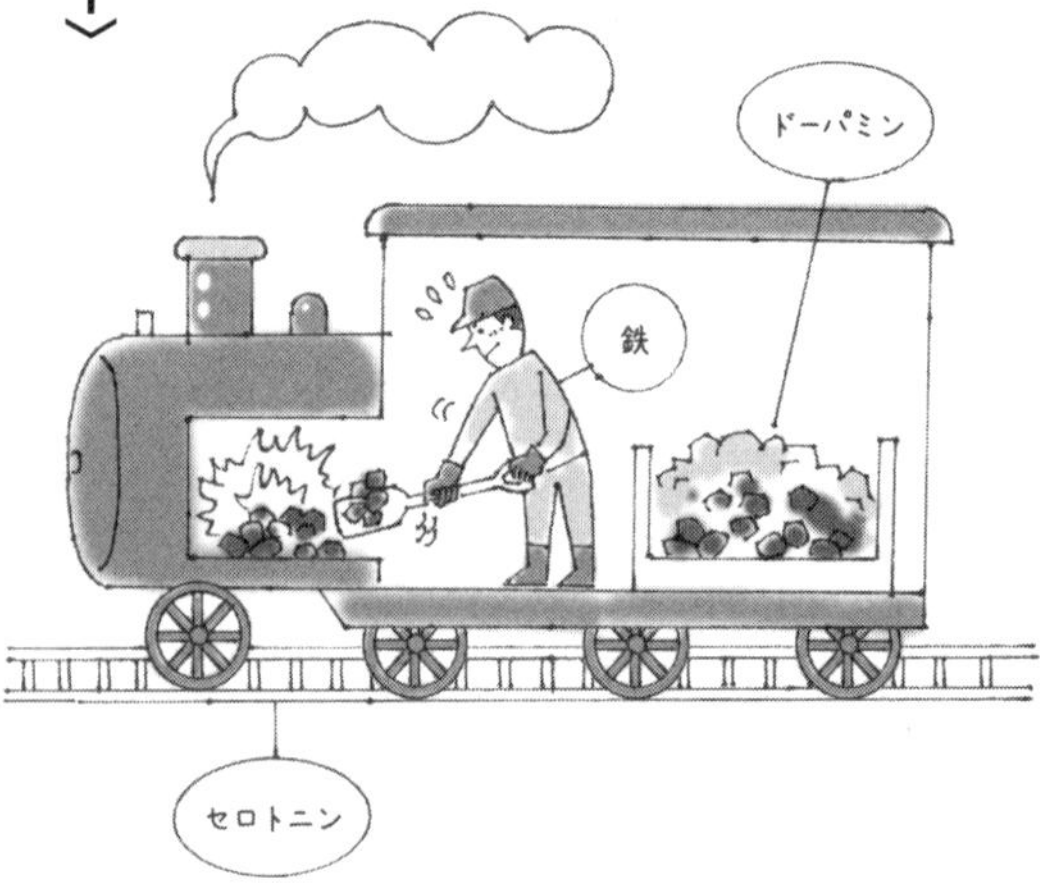

ていますが、70％は赤血球の中のヘモグロビンにふくまれています。残りの25％は「鉄の貯蔵庫」と言われるフェリチンの一部となり、主に肝臓に蓄えられています。さらにそれ以外の残りはミオグロビンで、筋肉の中に存在しています。

ミオグロビンの鉄は、ヘモグロビンの鉄より酸素とくっつく力が強く、体中を酸素を持って移動しているヘモグロビンは、酸素を必要としている筋肉の近くまでくると、酸素を手放しミオグロビンに受け渡します。ミオグロビンは酸素とくっつく力が強く、酸素を蓄えておくこともできます。そして、鉄の0.1％程度はトランスフェリンといって、鉄の運び屋です。鉄がヘモグロビン中に少なくなってきたとき、肝臓の貯蔵庫の鉄をトランスフェリンとして骨髄まで運び、新しいヘモグロビンを作る材料にします。

このように、鉄はさまざまな形に姿を変えて、体の中に存在しています。

赤血球は日々古いものが壊され、新しいものが作られていますが、古くなった赤血球にふくまれていた鉄は体から排出されるのではなく、新しい赤血球を作るときに再利用されています。鉄はリサイクルして使われているエコな栄養素なんですね。

ただ、鉄は人の汗の中や、剥がれた粘膜の中、日々の生活の中で少しずつ排出されています。これが一日1mg程度で、これを食べ物から補う必要があります。

〈鉄が足りなくなるのはどんなとき?〉

では、どんなときに子どもたちは鉄が足りなくなるのでしょう。

・摂取不足：食べ物から得られる鉄が減るとき。

偏食や、不適切なダイエットによって、鉄がふくまれている食材を食べなかったり、鉄の吸収を妨

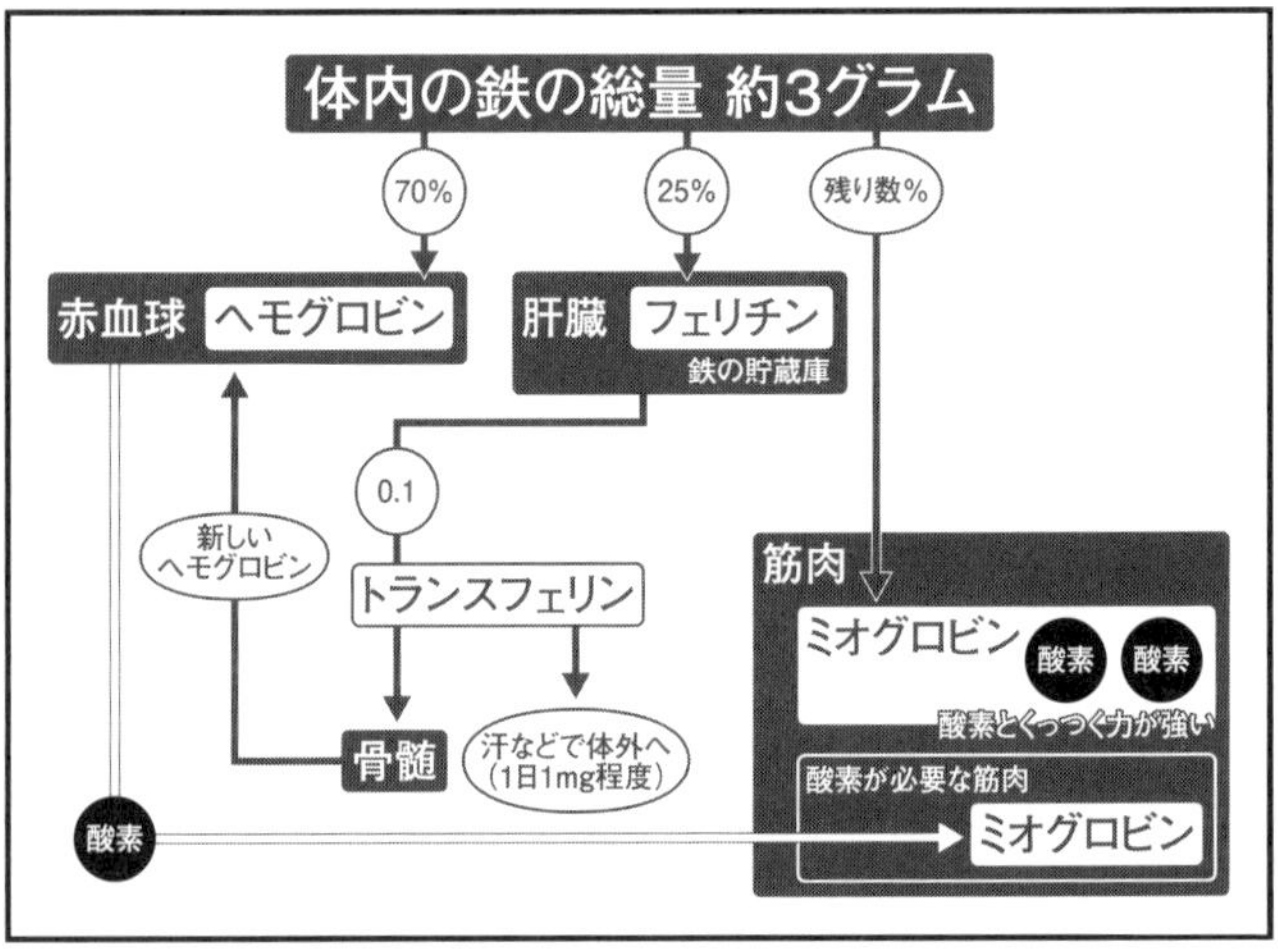

げる食生活をしていたりすることで起こります。

・需用量増加：成長期の子どもたちは運動量が増え、筋肉量も増えて体が大きくなります。このように筋肉や脂肪が増えるためには酸素も必要となるため、比例して鉄の需要も増していきます。

・損失増加：女の子の中には月経が始まる子がいます。「血液＝鉄」が体外に定期的に出てしまいます。

〈鉄が足りなくなったらどうなる？〉

ゴールデンエイジの子どもたちは、親の手を離れていき、自分たちの思うように食事もしますし、運動の質も量も増えていきます。また、女の子には生理も始まりますので、容易に鉄が足りなくなる状況にいます。

では、体の中に鉄が足りなくなるとどうなるか考えてみましょう。

エネルギーが不足し、がんばれません。やりたい気持ちはあるのにできないのです。食べる気力もなくなるため、体も小さくなります。一方で食べるように指導され、無理やり食べたとしても、鉄が足りないために食べた栄養をエネルギーとして消費できないので肥満になります。

心のバランスを司るドーパミンやセロトニンのコントロールもできなくなり、かんしゃくを起こしやすくなったり、イライラすることが増えます。

酸素の運び手がいないので、体中酸欠状態です。

脳が酸欠だと、頭が痛くなり、めまいを起こすこともあります。

筋肉が酸欠だと、疲れやすくなります。走っても息切れを起こしてしまい、長く走れなくなります。登下校だけで疲れてしまい、学校や塾で集中して勉強できなくなるのです。

すると、疲れやすいのは怠けているからだと思われることがあり、「ちゃんとしなさい！」と指導されてしまうことも……。子どもたちは怠けているのではなく本当にしんどいだけなのに、自分の体の状態がわかってもらえず、うつ状態になったり、登校拒否の原因になることもあります。

すでに多くの文献で、鉄欠乏が言語機能、視覚認知、空間記憶など学習機能、運動機能に影響を及ぼすということがわかっています。

（参考文献：乳児期の鉄欠乏について 神経発達、神経症状を中心に―小児科臨床 vol 72 No 22019 193（73））

通常であれば、鉄には貯蔵庫があるため、足りなくなってきたとしてもそこから供給されます。しかし、貯蔵されている鉄まで使い切ってしまうと赤血球が作れなくなり、「鉄欠乏性貧血」という病気になってしまいます。

そこまでいかなくても、鉄が足りない状態（倉庫はすっからかんだけど、リサイクルで新しい赤血球を作るのにギリギリな量はある）にあるだけで、鉄不足の症状を起こすと言われています。これを「潜在的鉄欠乏」と呼んでいますが、ある資料によると、成長期の子どもの場合、鉄欠乏性貧血の子は1~2%程度ですが、潜在的鉄欠乏状態の子はおよそ7割にものぼるようです。つまりほとんどの子どもが、鉄が足りない状態にあるということです。

（参考文献：鉄代謝と鉄欠乏性貧血 ―最近の知見―〔日内会誌 104:1383~1388，2015〕）

このように、成長期の子どもたちの中には、大人が思っているより鉄不足がまん延していて、それが生活や学習をうまく進められない原因になっていることも大いにありえるのです。

もちろん鉄不足だけが原因と決めつけることはできませんが、もし食事を変えるだけで良い変化があれば、こんなにいいことはないですよね。


実はこのような鉄不足は、子どもだけに限った話ではありません。日々忙しく、食事もしっかりとれず、さらに毎月生理があるお母さん世代にも多く見られる症状で、こちらも3人に1人が鉄欠乏状態にあると言われています。そういえば最近、疲れが残りやすいな、なんだかイライラするな、と心当たりがある方は、お子様と一緒に鉄を摂るようにしてみてください。


余談ですが、疲れると甘いものが欲しくなる！　ってよく言いますよね。

これは先ほどご紹介した鉄の役割の「食べ物からエネルギーを作り出す」の例えで言うと、「てっとり早くコンビニでエネルギーゲットだぜ！」となるからです。

でも、それだけではありません。ここにも鉄不足が関係しています。鉄不足だからデパートに行け

鉄不足で起こる症状

がんばれない
集中力が続かない
勉強を理解しにくい
走れない
筋肉が増えない→小さい体になる
肥満になる
かんしゃく持ちになる
イライラする

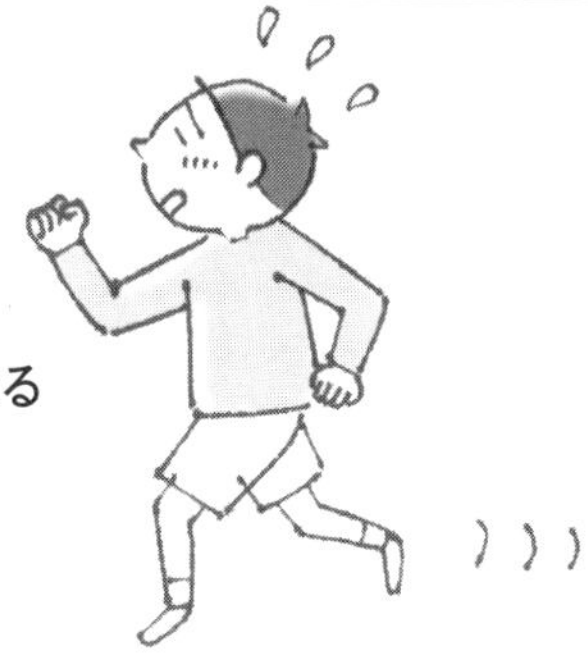

鉄が補充されると……?

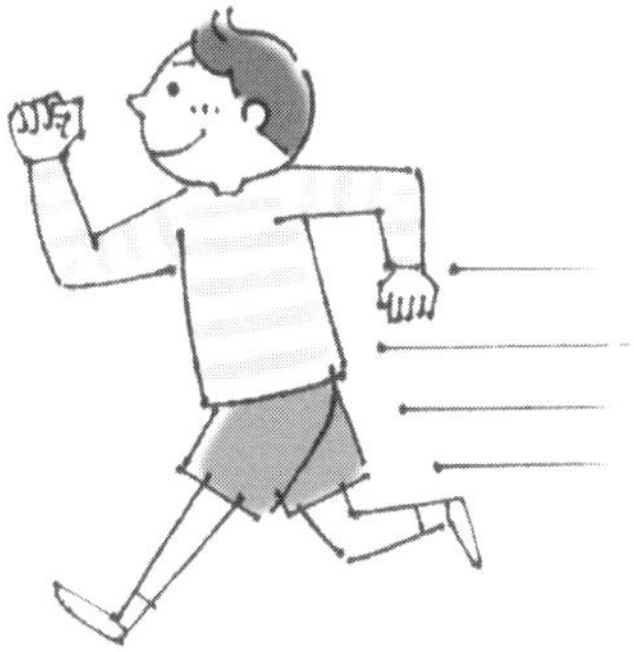

がんばれるようになる
集中できるように
勉強が理解できるように
走れる、息切れしない
筋トレ効果あり
食べただけの栄養がつく
落ち着く
イライラしにくくなる

る車もないのです。従ってやむを得ずにコンビニへ行くことになります。鉄が足りないから疲れている。でも、鉄が足りないからエネルギーをたくさん作り出すこともできず、すぐエネルギーになる甘いものを食べるしかないということです。

最近、やたら甘いものばかり食べたくなっているとしたら、鉄が足りなくなっているのかもしれません。

〈鉄が多くふくまれる食材〉

では、どのような食事をとれば良いのでしょう。

鉄をふくむ食材には2種類あり、鉄の吸収率が高いヘム鉄（15～25％）と吸収率が低い非ヘム鉄（2～5％）があります。非ヘム鉄の鉄を吸収するにはビタミンCが必要なため、一緒にビタミンCをふくむ食べ物を摂取すると良いでしょう。

ヘム鉄を多く含む食材にはレバーや肉や魚があり、肉や魚を選ぶときは、より赤いものを選ぶようにしましょう。なぜ赤いものが良いかというと、先ほど筋肉の中に存在している鉄がミオグロビン、という話をしたと思いますが、このミオグロビンが筋肉を赤くしている正体なのです。「赤い＝鉄」と考えていただければ良いので、なるべく赤い部分が多い肉・魚を選ぶようにしましょう。赤い魚には「マグロ」、「カツオ」、「イワシ」などがあります。

非ヘム鉄を多くふくむ食材といえばホウレンソウが有名ですが、実はパセリ、枝豆、小松菜、シソ、バジルの方が多く鉄をふくんでいます。あまり知られていないかもしれませんが、まめ類には鉄が多く、きな粉、凍り豆腐、油揚げ、納豆、おみそなどです。他には、ゴマや松の実などの木の実類、海苔、卵黄にも多くふくまれます。パセリやのりはビタミンCも多くふくまれるので、一石二鳥ですね。

お店で出ると残されてしまいがちなパセリは、ぜひ食べるようにしましょう。

・吸収率の高い食材（ヘム鉄をふくむもの）
レバー各種、赤い肉（牛肉、豚肉）、赤い魚（マグロ、カツオ、イワシなど）

・吸収率が低い食材（非ヘム鉄をふくむもの）
パセリ、枝豆、小松菜、シソ、バジル、ホウレンソウ
まめ類（きな粉、凍り豆腐、油揚げ、納豆、おみそ）
木の実（ごま、松の実）
のり
卵黄

・鉄の恋人　ビタミンCが豊富な食材（鉄の吸収アップ）
野菜：赤ピーマン、黄ピーマン、ピーマン、パセリ、モロヘイヤ
　ブロッコリー、キャベツ、シソ、小松菜、ほうれん草
果物：レモン、柿、キウイ、イチゴ、パパイヤ、オレンジ、メロン、
　ラズベリー、マンゴー
のり

鉄欠乏の状態から、食生活を「鉄」中心の食事に変えても、鉄の貯蔵庫が満たされるまでには数カ月かかります。本来であれば、最初から鉄を心がけて食事をするのが大事ですが、今日からでも遅くはありません。さっそく鉄を意識した食事に変えてみて、数カ月後の効果に期待しましょう。長いようですが、その後の効果を考えるとやってみる価値は絶対にあるはずです。

〈鉄後進国日本〉

鉄は子どもの生活面、学習面、体力面、どれにおいても欠かせない重要な栄養素です。このことはもう20年以上前から研究されていて、欧米諸国をはじめ東南アジア、南米の各国では、国力を上げる意味で、日常からよく食べる小麦や米、トウモロコシなどの食べ物に鉄を添加しています。

この添加プログラムの良いところは、費用対効果が高く、副作用がなく、継続性があるということです。多くの人に広く鉄を補充でき、鉄剤の内服などでかかるコストもなく、吐き気や下痢などの副作用もないため、長期にわたり継続できるのです。日本でも、例えばお米に鉄を添加することで、子どもだけでなく全ての国民の鉄欠乏が浅くでも広く解消されれば、国力自体も上がると私は考えています。

それだけではなく、アメリカでは子どもたちに鉄の重要性を教育していて、現地の子どもたちは、鉄がパフォーマンスアップにも欠かせない栄養素であることを、少なくとも日本の子どもたちより知っています。

添加プログラムもなく、鉄の積極的な教育も遅れている日本は、残念ながら「鉄後進国」と言わざるをえません。

●亜鉛：身長と免疫と味覚のカギ「見た目も中身も強くなる？」

亜鉛が満たされたら、おいしく食べて食欲アップ、背もぐんぐん伸びる？さらに、体も肌も強い元気な子になる？

亜鉛も鉄に続き、生きていくのに欠かせない重要な要素です。亜鉛は体中のさまざまな部分に存在していて、およそ300種類以上の酵素の活性化に関与し、健康にすごすために必要なたくさんの役割を果たしています。これをひとつひとつ説明していると、ここで本書は終わってしまうので、亜鉛の役割を理解するより、足りなくなったときの症状を通して、役割を少しご紹介しようと思います。

〈亜鉛が足りなくなったら？　見た目も中身も弱くなる？〉

1、皮膚トラブルが増える、髪が抜ける

皮膚や髪の毛に、体内の亜鉛の約8％が存在しています。亜鉛は皮膚の表皮のタンパク質合成や、炎症反応抑制に関する酵素にふくまれているため、不足すると皮膚炎が起こるとされています。円形脱毛症の原因にはいろいろありますが、その一つとして亜鉛欠乏が考えられています。ある報告によると、円形脱毛症の方のうち三分の一で亜鉛欠乏があったそうです。

（参考文献：Park H, Kim CW, Kim SS, Park CW:The therapeutic effect and the changed serum zinc level after zinc supplementation in alopecia areata patients who had a low serum zinc level. Ann Dermatol, 21:142- 146（2009））

2、貧血：息切れ・疲れやすい

鉄欠乏性貧血とは異なる病態で貧血が起こります。亜鉛が欠乏すると、赤ちゃん赤血球から成熟した赤血球にするのに必要な酵素（GATA - 1）が足りなくなり、赤血球の数が減り、貧血になるとされています。貧血のひん度としては、鉄欠乏性貧血の方が多いため、貧血状態だけを見て鉄剤を処方されることもあり、鉄を飲んでいるのに全然貧血が良くならず、いろいろ調べて初めて亜鉛が欠乏していることに気づかれることもあります。

赤血球自体の数が減るので、酸素を運ぶことができず、息切れや疲れやすさを訴えることもあります。

3、背が伸びない、骨がもろい、体が小さい

亜鉛が欠乏すると、成長ホルモン分泌や骨代謝に関与する酵素（ALP、IGF-1、TGF-β）などが減少し、背が伸びなかったり、骨が作られても子どもなのに骨粗しょう症のようなスカスカの骨になることもあるのです。亜鉛には体を作るたんぱく質の吸収を助ける作用もあるため、欠乏すると体が作られず体格も小さくなることがあります。実際に、亜鉛が足りず身長が伸び悩んでいた子どもに、亜鉛を補充することによって、身長が本来あるべき身長まで伸びた、という報告もあります。

（参考文献：味覚障害、性腺機能低下症を呈する小児2例への亜鉛製剤の投与の検討　小児科診療2016年10号（111）1373）

4、味がぼんやりする、苦く感じる、食欲が出ない

亜鉛は舌の味覚を司る〝味らい〟という場所に高濃度で存在します。欠乏して味覚障害を起こすと、おいしいものをおいしく食べられなくなります。すると食欲もなくなり、さらに亜鉛の摂取ができ

きないという悪循環を起こすのです。消化管の粘膜も萎縮して消化機能も落ち、吸収も阻害されます。もしかしたら好き嫌いの原因に、亜鉛不足があるのかもしれません。

5、下痢

消化吸収の障害が起こるということは、食べ物を食べても下痢になります。さらに腸の免疫機能が変化することも原因の一つとして考えられています。

6、風邪をひきやすくなる、怪我が治りにくい

亜鉛が足りなくなると、体の免疫を担う重要な役割をしている胸腺が萎縮することによって細胞性免疫がうまく働かず、風邪をひきやすくなったり、炎症が長引いたりして怪我が治りにくくなります。医学的エビデンスに基づいている『コクラン・レビュー』においても、亜鉛が風邪症状の期間および重症度を短縮・軽減できると結論づけています。

このように、亜鉛が不足することによって見た目も体も弱くなると、心も元気がなくなり、無気力になることもあるようです。

亜鉛不足で起こる症状

皮膚トラブルが多く髪が抜ける
息切れ、疲れやすい
背が伸びない・体が小さい・骨がもろい
味がぼんやり、苦味を感じる
下痢
風邪をひきやすい
怪我が治りにくい

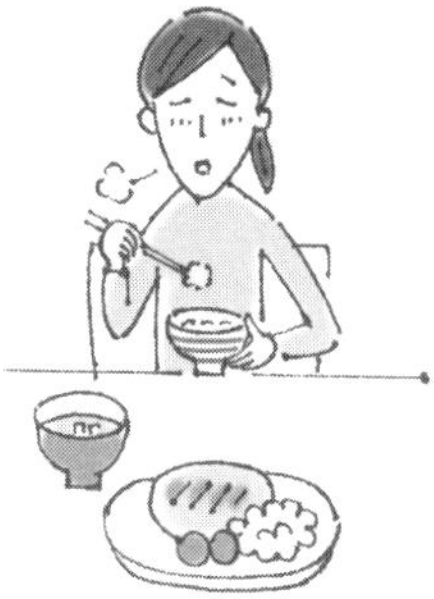

亜鉛が補充されると……？

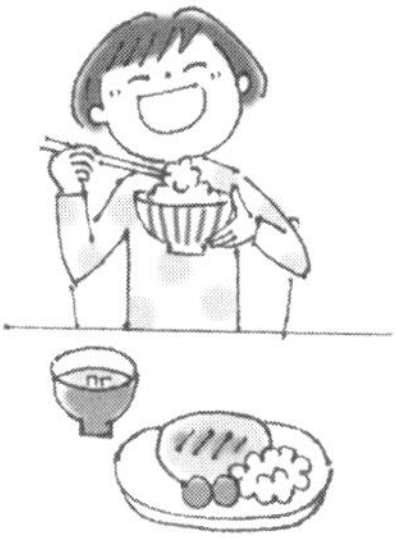

皮膚トラブル解消
頑張れるようになる
背がぐんぐん伸びて体も骨もしっかりする
おいしいものをおいしくいただける
下痢解消
風邪に負けない子になる
怪我をしてもすぐ治る

亜鉛は鉄のように貯蔵することができないため、日々摂取して、亜鉛を常にある程度体内に維持しておくことが大切だと考えられます。

亜鉛を摂取し、見た目も体も心も元気になりましょう！

〈亜鉛が多くふくまれる食材〉

亜鉛を豊富に含む食品として、よく知られているのが、牡蠣です。

そのほかに牛肉、豚肉、レバー、卵黄、はまぐり、パルメザンチーズ、プロセスチーズ、松の実、ごま、などがあります。

（参考文献：亜鉛欠乏症の診療指針 ２０１６）

●ビタミンD：骨も心も体もキラキラ！　「サンシャインビタミン」

ビタミンDが満たされたら、
骨が丈夫でやる気いっぱい、
今の病気も将来の病気も防げる元気な子になる？

近年、世界中でその不足が問題になってきている栄養素にビタミンDがあります。ビタミンDは食事からだけでなく、太陽の光（紫外線のＵＶＢ）からも生成されるため、「サンシャインビタミン」とも呼ばれます。

〈骨だけでなく体そのものを元気にするビタミンD〉

口から摂取した、もしくは日光から得られたビタミンDは、肝臓と腎臓で加工されて、活性型ビタミンDという形になります。そして、その活性型ビタミンDが働くための受容体が体の中のあちこちに存在するため、いろいろな働きをします。

代表的なところで言うと、カルシウムの吸収を助けて骨の密度を調整し、骨を健康に保つ作用があります。つまり骨を強くするためにも、そして骨を成長させるためにもカルシウムは必要なのですが、カルシウムだけではなくビタミンDも一緒にしっかり摂取することが大切です。

これは以前から知られていたことですが、近年、ビタミンDについて新しくわかってきていることがいくつかあります。

それは、ビタミンDに免疫を助ける作用がある、ということ。乳がんや大腸がんをはじめとするさまざまなガンの発症を防いだり、子どもにおいても気管支喘息の重症化を減らたりすることができることも明らかになっています。また、冬場に風邪が増える理由の一つとしても、日照時間が少ないことによるビタミンD不足が考えられています。

さらに、筋肉を増やし筋力を維持する可能性があることや、ビタミンD受容体が脳の前頭前皮質、海馬、帯状回などに存在することから、ビタミンDが不足しているうつ病の人へ、これを補充してあげることで、症状改善に効果がある、としている文献も散見します。

ビタミンD不足で起こる症状

骨の健康が保てない
O脚やX脚になる

背骨が曲がる・猫背
背が伸びない

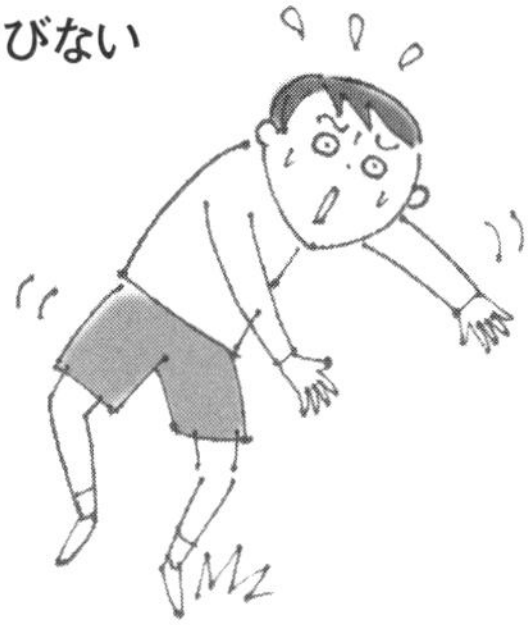

免疫機能

風邪をひきやすい
重症化しやすい

筋肉や脳への作用

筋力低下で転びやすい
落ち込みやすい

ビタミンDが補充されると……

骨の健康が保てる
脚や背中がまっすぐに

姿勢の良い子になる
背が伸びる

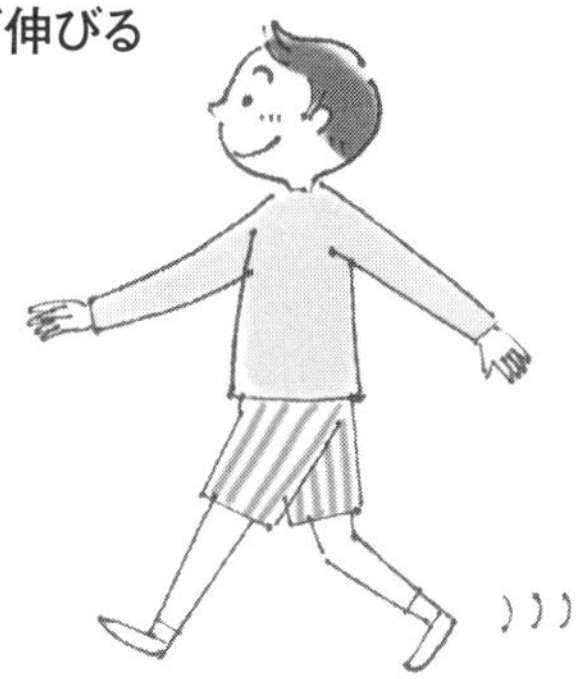

免疫機能

風邪をひきにくい
かかってもすぐ治る

筋肉や脳への作用

足腰しっかり
心も元気に

高齢者ではアルツハイマー病や認知症にも効果があるとされており、そこから考えると、記憶や学習の維持確立にも欠かせない栄養素の一つと言えそうです。

ビタミンDは摂取しすぎると過剰になることもあるビタミンですが、食物と日光からの摂取で過剰症になることはまず考えられないので、安心してしっかり食べ、日光を浴びて、骨も体も心もキラキラしっかり輝ける生活を送りましょう。

ビタミンDの効果については現段階で研究中のものもありますが、少なくとも不足状態を解消することで悪影響があるという報告は一つも見られておらず、むしろさらに良い報告が期待されるため、今後の発表には注目していきたいと考えています。

〈なぜビタミンD不足が増えているのか〉

なぜこの飽食の国、時代に〝栄養素が足りていない〟などということが起こるのでしょうか。

それには2つの理由があります。

・摂取不足

です。

・日光浴不足

摂取不足というのは、間違った食事制限やアレルギー対策、〝やせ願望〟により、体に必要な分を食べていないということです。ビタミンDはシャケ、しらすなどの魚類、卵黄、キノコ類にふくまれています。魚は好きでないから食べない、卵アレルギーはないけれどなんとなくアレルギーになりそうだから食べていない、卵はコレステロールが高いから食べないほうが良い、太っているので食べさせない、など、単純に食べていないために栄養不足が起きています。

もう一つの理由としてあげられるのが日光浴不足です。ビタミンDは「サンシャインビタミン」と呼ばれるだけあって、紫外線のＵＶＢを浴びることによっても作られます。

しかし近年、欧米諸国による紫外線の研究により、皮膚ガンのリスクが上がると言われ、日焼け止めクリームや紫外線予防の上着を着るなどして積極的に紫外線予防をする子どもたちが増えています。加えて、屋内ですごす子どもたちが増えたこと、朝早くから登校し学校帰りに塾や習いごとに直行し、暗くなってから帰宅するなど、日光にあたる時間が減り、ビタミンD不足がさらに進んでいると言われています。

では、ビタミンDのために紫外線予防はしないで良いのでしょうか。

地球のオゾン層は破壊されつつあり、今後、ＵＶＡもＵＶＢも地表に到達する量はさらに増えると言われています。日焼け止めを塗ったとしても１００％紫外線を防ぐことができるわけではないので、ある程度のビタミンＤは産生されます。やはり有害な紫外線は、日焼け止めやＵＶブロックの衣類を賢く利用し、外出する時間帯を見極めて、避けるべきでしょう。欧米諸国の指針でもビタミンＤの産生のために、日光に積極的にあたることは推奨していません。

実は、日光から得られるビタミンＤの量は、緯度やその日の時間、天候や季節によって異なります。夏場の昼間は5分ほどで十分でも、冬の北海道だと2時間必要なこともあります。

では、自分の住んでいる地域で、実際にどのくらいの時間が必要なのか、気になりますよね。それは、こちらの国立環境研究所地球環境研究センターのＷＥＢサイトで知ることができます。(http://db.cger.nies.go.jp/dataset/uv_vitaminD/ja/mobile/index.html)

自分の住んでいるところに計測所がない場合は、近くの場所を選ぶと、その日、その時間に必要な日光の時間がわかります。必要な日光の時間だけでなく、この時間以上日光にあたるのであれば、日焼け対策をしましょう、というのもわかります。このようなサイトを使えば、紫外線を過度に恐れることなく、紫外線対策もしながら必要な日光を浴びることもできます。

ただし、もしも特別な理由がなく、登下校前に必ずしっかり露出部位に日焼け止め、もしくはUVブロック効果のある衣類を着て、学校内でも外に出るときはその都度日焼け対策をしているような小学生がいるとすれば、それは対策方法を考えた方がいいかもしれません。どうしてもその方針を継続したい場合、ビタミンDを意識した食事を心がけるだけでなく、ビタミンDサプリメントでさらにしっかり補充する必要があります。

〈また世界から取り残されている日本〉

子どもの体作りに欠かせない〝キラキラ〟ビタミンDは将来、ガンや認知症の予防や改善も望めるかもしれないと考えられています。

しかし、積極的な日光浴からこれを産生することには否定的な意見も多いため、海外諸国はこの10年、ビタミンDの推奨摂取量のガイドラインを変え、基準を上げてきています。

「日本人の食事摂取基準（2005年度版）」によると、日本では小学生時期の子どもの場合、一日あたりに必要なビタミンDは120〜220IUとされているのに対して、海外では400〜600IUとしている国が多く見られます。

なぜ日本は基準値を上げないのか、わかりません。

一方で厚労省のHPでは、骨粗しょう症予防の観点から考えると、ビタミンDは1日に400〜800IU必要だとしています。紫外線対策だけを一生懸命やるのではなく、同時にビタミンDの摂取量を上げるよう、サプリメントを広めるなど、もっと働きかけるべきです。日本にも、ヨーグルトなどの一部にビタミンDを添加した食品がありますが、欧米諸国では、ミルクやオレンジジュース、シリアルなど幅広く、その差は歴然です。

〈ビタミンDが多く含まれる食材〉

ビタミンDが多く含まれる食材には、しらす、しゃけ、イワシ、秋刀魚などの魚類、魚卵、卵黄、きくらげ、きのこ類などがあげられます。

●ビタミンA：愛（eye）の要、感染症の侵入を防ぐ粘膜ビタミン

ビタミンAが満たされたら、登下校も安心安全、風邪をひかずにお肌ツヤツヤ、怪我がすぐ治る子になる？

もう一つの成長期の鍵となるビタミンは、ビタミンAです。ビタミンAは、目や視力の決め手になるビタミンで、皮膚、粘膜（喉や肺、腸、尿道など）の健康を保ち、体に細菌やウイルスの侵入を防

ぐバリアの機能があります。

〈ビタミンAの世界での現状〉

全世界193カ国中（国連加盟国）の、なんと118カ国で、ビタミンAの欠乏症が問題となっています。これは世界全体の6割以上にもなります。欠乏状態が長く続くと、最終的には失明したり、感染症によって亡くなる危険性もあります。世界では、年間25〜50万人の子どもたちが失明し、さらにその内の半数は失明した1年後に亡くなっていると推定されています。

つまりビタミンAは、補充することで失明率や死亡率の改善が望める、大切な栄養素なのです。

日本では今、幸いにもビタミンA欠乏が問題になってはいませんが、間違った栄養方針やダイエット、偏食で他の栄養素がすでに不足状態になっているため、油断ができない状況だと私は考えています。実際、自閉傾向のあるお子さまの例ですが、フライドポテトとおにぎりばかり食べることによってビタミンAの欠乏が起こり、ドライアイになったという報告が日本でもあります。

〈ビタミンAの種類〉

少し難しい話になるのですが、ビタミンAは「レチノール」、「プロビタミンA」と大きくふたつの形があります。「レチノール」はビタミンAそのもの、「プロビタミンA」はビタミンAの素となるものです。ビタミンA（レチノール）は油とくっついて肝臓に蓄えられるのですが、人間以外のほかの動物も同様に、肝臓（レバー）にビタミンAは蓄えられます。ビタミンAの素になるプロビタミンAは植物から摂取します。

このプロビタミンAの代表例がカロテノイドと言われ、カロテノイドにはα-カロテン、βカロテン、γカロテン、βクリプトキサンチンなどがありますが、そのうちもっとも多くビタミンAになるのがβカロテンと呼ばれています。

よくみかんを食べすぎると手が黄色くなりますが、この黄色い正体がβカロテンです。ですからみかんだけでなく、βカロテンやβクリプトキサンチンが多くふくまれているにんじんやかぼちゃやサツマイモの食べすぎでも黄色くなります。

実は、ビタミンA（レチノール）は食べすぎると過剰になり、逆に嘔吐や頭痛などの症状を起こすことがあります。しかし、この過剰とはどのくらいかというと、毎日ビタミンAを大量にふくむレバーやうなぎを食べるとか、毎日ではなかったとしてもステーキのように一回に大量のレバーの塊を食べるとか、サプリメントを決められた容量以上にたくさん摂取し続けるなど、極端な生活をしなければまず起こりません。

そして植物由来のプロビタミンAは必要な分だけビタミンAに変換されるので、プロビタミンAをふくむ野菜などをたくさん摂取したからといって、過剰摂取になることはありません。むしろビタミンAにならなかったβカロテンたちは体内で抗酸化作用をすると言われ、免疫力を上げる効果があるとも言われています。

〈ビタミンAは愛(eye)の鍵〉

ビタミンAは目の色素や光を感じる細胞などを作る上で欠かせない栄養素で、視覚の大事な機能を担っています。したがって足りなくなると、目が乾燥し、日中は光をまぶしく感じ、夜は暗さに順応できず見にくくなります。これが長期で続くと最終的には失明します。

視力は日々の生活に直結します。日中まぶしく、夜見にくいのはストレスになりますし、登下校の際や、夜一人で塾から暗い道を帰ってくる場合など、愛する子どもたちに安心安全にすごしてもらうためにも、目はなんとしても守らなければなりません。

〈ビタミンAは粘膜ビタミン〉

ビタミンAは粘膜のバリア機能を司る役割も果たしています。そのため、不足すると粘膜のバリア機能がうまく働かず、細菌やウイルスが体内に侵入しやすくなると言われています。

のどや鼻の粘膜……のどが痛くなる、咳・鼻水が出るなどの風邪をひく
胃腸の粘膜……胃の調子が悪くなる、食欲が低下する、下痢になる
尿道の粘膜……尿路感染症になる

〈ビタミンAは細胞分化をコントロール、細胞の膜を健康に〉

ビタミンAは細胞の増殖にも関わるので、体の成長と発育を促します。正常でない細胞の増殖にも関与する可能性が考えられ、ガンとの関連性も研究段階でされています。

ビタミンAが不足で起こる症状

ドライアイ
まぶしく感じる
夜、目が見えにくい（夜盲症）
肌がガサガサになる
風邪をひきやすい
怪我が治りにくい

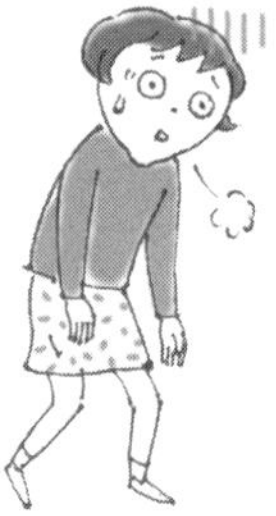

ビタミンAが補充されると……

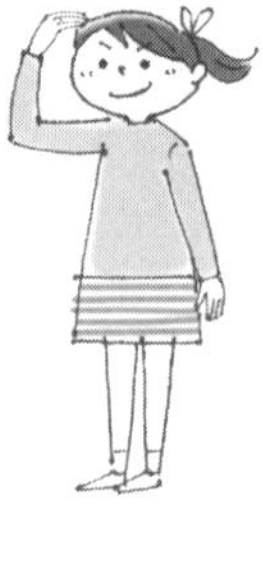

目のトラブルなし
ストレスフリー
夜も目が見えるので安全
お肌スベスベ
風邪をひきにくい
怪我をしてもすぐ治る

細胞の膜自体を健康にするため、欠乏すると、肌もガサガサになってきます。怪我をしても治りにくくなり時間がかかります。また、ビタミンAはお肌もすべすべにする〝美肌ビタミン〟としても知られています。

※だからと言って、ビタミンAのサプリメントを使用しての積極的投与は推奨されていません。

ビタミンAが多くふくまれている食材として、

・レチノール：レバー・うなぎ・卵黄・チーズ・魚（鮎・しらす・サケなど）
・プロビタミンA：黄色い果物（みかん、スイカ、マンゴー、柿、メロンなど）
・濃い色の野菜：黄色（にんじん、カボチャ、さつまいもなど）
　　緑色（モロヘイヤ、にら、ほうれん草、パセリ、しそなど）

があります。

レチノールはそのままビタミンAとして摂取されるため、過剰に摂取しないよう注意が必要ですが、多くふくまれるレバー類やうなぎは週に一回程度であればまず問題ありません。それ以外のレチノールは、極端に大量に食べなければ問題ありません。ですから、焼き鳥を買うときがあればレバーを買うとか、外食したときにレバーの入ったものにするとか、うなぎを選べる機会があったら選ぶとか、その程度で考えてもらってよいでしょう。

野菜や果物からは必要な分だけビタミンAになりますし、ビタミンAという形にならなかったとしても体内で良い働きをしますので、吸収率を高める油と一緒に安心してもりもり食べさせてください。

（参考文献：https://www.jica.go.jp/jica-ri/IFIC_and_JBICI-Studies/jica-ri/publication/archives/jica/field/pdf/2003_05e.pdf）

〈肝油って聞いたことありますか？〉

幼稚園のころ、肝油を1日ひと粒食べていた経験のある、ママやお子さんもいらっしゃるかもしれません。外がカリカリしていて、ちょっぴり甘いグミみたいな肝油。なんとなく懐かしい気分になるあれです。

この肝油にはなにが入っているかというと、実はビタミンDとビタミンAなんです。最近ではビタミンCやカルシウムが入っているものもあるようです。

つまり成長期には欠かせない栄養素だからこそ、配るようにして与えられていたんですね。

肝油にふくまれる成分は、幼児期に欠かせない栄養素ですが、小学生になったら必要ないかというとそんなことはありません。むしろ小学生こそ、特に成長期のゴールデンエイジの子どもたちにこそ、これらの栄養素が欠かせません。

好き嫌いなく、バランスよくなんでもしっかり食べる子どもたちならサプリメントは必要ないかもしれませんが、もし栄養の偏りが心配だったり、お子様が少食だった場合、日本にもこんなに良いサプリメントがあるので、使ってみるのも選択肢の一つです。

〈過剰になったらどうする？〉

ビタミンDもビタミンAも脂溶性ビタミンなので、とりすぎるとよくありません。しかし、極端な食生活をせず、サプリメントも1日の使用量を守っていれば、まず過剰になることはありません。ビタミンDに関しては日本のもともとの基準値が低いですから、その10倍量をとっても問題ありませんし、ビタミンAも基準値の数倍の量を長期に渡りとり続けなければ、問題ありません。

過剰になることを過剰に心配せず、まずはしっかり摂取することを心がけましょう。

●覚えてもらいたい栄養素 エネルギーと鉄と亜鉛、そしてビタミンDA!!

大切な栄養素をあげていけば、あれこれたくさんあり、言い始めたらきりがありません。しかし、それら全部を考えながら食事を用意するのは、容易なことではありません。

そこでぜひ、ここまでにご紹介した内容を踏まえ、子どもたちの心身の健康な発達のためにも「エネルギー、鉄と亜鉛だ（DA）」と覚えてください。

これさえ押さえていれば結局、他の栄養素も満たされるので大丈夫です！

番外編
コラム１

本当にそうなの？「母親は料理上手でなければならない」

お母さんが料理上手だと、栄養バランスバッチリで、確かに子供もうれしいですし、元気に育つでしょう。

では、母親は料理上手でなければならない、のでしょうか。買い物を計画的にでき、手際よく準備し、味つけも良くおいしくできるべき、なのでしょうか。

「定番料理」として出ているレシピ本を調べてみました。今販売されているものは数冊ありますが、どれもなんと１００もレシピがのっているのです。１００の定番料理に加えて、アレンジの料理ができれば、それはもう料理の達人ですよね。

私も「定番料理」と言われるレシピ本を持っていますが、実際パラパラとめくって「こんなにできたらすばらしいな」、「綺麗だな」、「おいしそうだな」と思うけれど、時間も手間もかかるし、なかなか実践することができませんでした。自分の現実が追いつかず、落ち込むこともあったのです。私が言いたいのは、母親とは、「料理が上手でバリエーション多く、栄養バランスもよく、手際もよく作れる母親」であるべきだ、という姿を求められすぎているということです。

母親だって料理が好きな人、好きでない人、上手な人、なかなか上手にできない人、仕事をしていて時間がない人、いろいろな方がいらっしゃいます。母親は管理栄養士ではありませんし、シェフでもありません。

実際に、下のグラフは幼児期のお子様をもつ母親へのアンケート結果ですが、70%以上の母親が、料理が好きとは答えていないのです。さらに食べることへの関心も、約65%の母親が高いわけではないようです。

幼児の母親の食生活にあてはまるもの

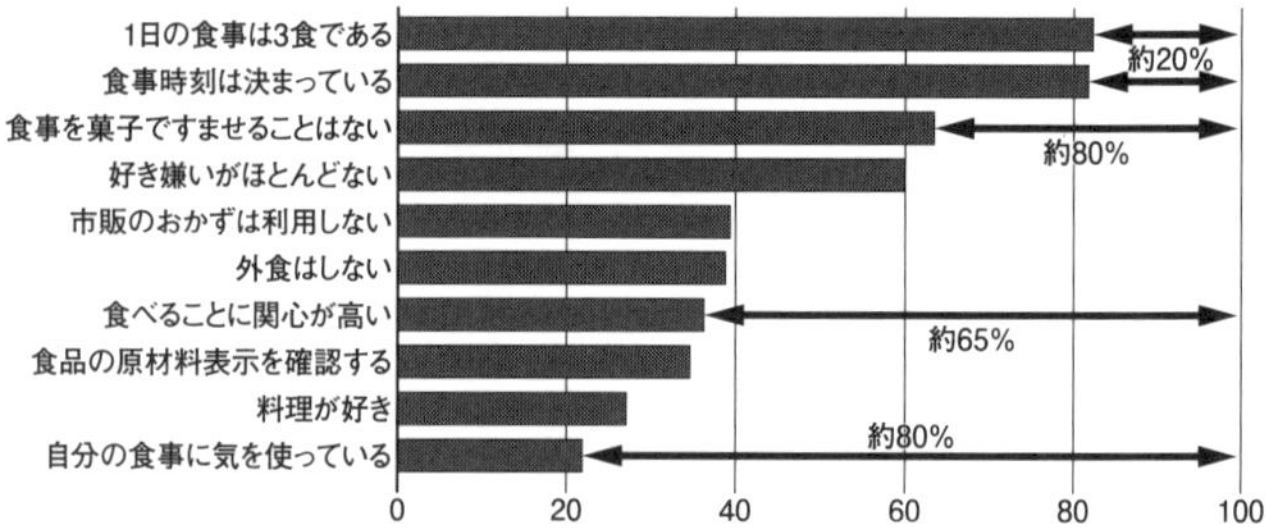

※調査対象:保育所・幼稚園の年中・年長児の母親4,187名

でも子どもには、栄養バランスのとれた食事を用意しないといけません。好きでもなく、興味もないことをしなければならない、これは本当につらいですよね。

では、どうすれば良いのでしょうか。

私がオススメしたいのは、キットミールを使うことです。

キットミールとは、ある献立を作るための野菜やお肉が、使う分だけ、すぐに使える状態で入っているキットです。オイシックスで出ているオイシックスキットや、ヨシケイ、セブンイレブン、生協コープのミールキットなど、さまざまな所から発売されています。

いろいろな種類の食事を作ることができるセットで、だいたいひとつの袋に入った状態で販売されています。有名な栄養士さんが監修しているものもあるため、栄養バランスもとれています。

私は今までキットミールを使う前は、毎日頭を捻って、いろいろなレシピを調べて献立を決め、買い物に行っていました。この時間が意外と多いのです！　さらに、そこから調理を始めるので、ごはんができてくるまでの時間は意外とかかっていました。

ごはんができるのが遅くなり、子どもも私もイライラして、お夕飯時間が楽しい時間にならないこともよくありました。

私は日中仕事をしているので、仕事が終わり、子どもたちが学校から帰ってきて、習いごとに連れて行き、帰ってきてごはんの用意をして、お風呂、子どもの宿題、とやること満載なので、ごはんまでをいかに短くもっていくかに勝負をかけているのですが、本当にうまくいかない日ばかり……。

ところが、ある時からキットミールを使うようにしたら、食事の負担が劇的に減りました。まず、献立を考える手間が省ける。自分では作らない献立に出会えたり、自分では買わない野菜がふくまれていることもあります。新しい発見もあり、献立や野菜のバリエーションが増えましたし、野菜の量もしっかりとることができるようになりました。

しかも使われている食材は、無農薬もしくは減農薬で、添加物も極力避けているものが同梱されており、なんと放射線検査までしてあります。簡単に栄養バランスがとれるだけでなく、食の安全も同時に確保できるのです。

うちではさらにそこに野菜や乳製品などを足しています。足すと言っても、ゆでブロッコリーやきゅうり・にんじんスティック、黄色や赤ペッパーをカットしたもの、とうもろこし、トマト、チーズ、ヨーグルト、これをメニュー見ながら適当に足すだけです。

さらに良いことには、基本的にキットのものだけを使っているので、無駄にしてしまう食材が格段に減ったのです。以前は冷蔵庫の奥でダメにしてしまっていた、例えばしなしなになったにんじんに出会うことがあったのですが、使う分だけの野菜しかふくまれていないので、中途半端な大きさでとっておく野菜がなくなり、冷蔵庫がスッキリになりました。

そして食費も減りました。キットミールは高いというイメージがありますが、ネットで注文するので余計な買い物をしなくなったのです。あまり気がついていなかったのですが、スーパーだとついつい「あ、これもいいかも。もしかしたら食べるかも」と買わなくて良いものまで買ってしまっていたのです。お惣菜も見るとおいしそうですしね。しかし、スーパーに行くひん度が減ったことで、一見高そうに見えていたキットミールですが、実際には食費が減りました。

あともう一点、キットミールの良いなと思う点は、お惣菜を買って食べるのと違って、実際に炒めたりゆでたり、一部カットしたりと自分で調理をするため、自分が料理をしているんだ、という満足感や安心感もあります。

キットミールにすることで、夕食をどうしようと悩む時間、買い物に行く時間、料理の準備の時間がグッと減って、子どもたちと余裕を持って接することができ、コミュニケーションをとる時間、宿題を一緒にやる時間を確保することができ、子どもとの関係も築くことができます。献立は専門の栄養士さんにお任せして、食べ物の選別も業者にお任せし、自分は少し手を加えるだけです。

このようにして、料理にかけていた時間を、子どもと接する時間にしませんか。つまり、お母さんは料理上手でなくてもいいのです。

そばにいて、話を聞いて、一緒に話をして、一緒に笑って、一緒に泣いて、一緒に悩んで、一緒に考えて、それが健康な子供の心を育む上で大事なことではないでしょうか。

〈日本のお母さんは家庭でめっちゃ働きすぎ⁉〉

31の諸外国と比較した女性の家事の分担では、日本が最も食事の支度や食料品や日用品の買い物の役割を担っていることがわかりました（次ページの表を参照）。これを考えるにはお父さんの働き方の話にまで話が広がる可能性があるので、深く掘り下げませんが、本当に日本のお母さんたちはよくやってます！　私はこの表で言いたいのは、食事の支度がほぼ女性の役割だということです。

次にもうひとつの表を見てください。２０１７年に既婚者１５１６名を対象に調査された家事事情です。ひとつ目が家事に費やす時間、ふたつ目が最も時間がかかる家事についてのグラフです

〈最も時間がかかる家事〉

つまり、多くのお母さんが1日に3～4時間を家事にかけていて、その三分の二を料理や買い物に費やしているのです。そしてその役割は九割がお母さんということです。

〈世のお父さんたちへのメッセージ〉

お父さんたち、お食事を作ってみませんか？キットミールならできます。だまされたと思ってぜひ一度やって見てください。お料理って実は実験みたいな感じなんです。作り方がついていますので、それに従って進めていって、必要

女性の家事の分担

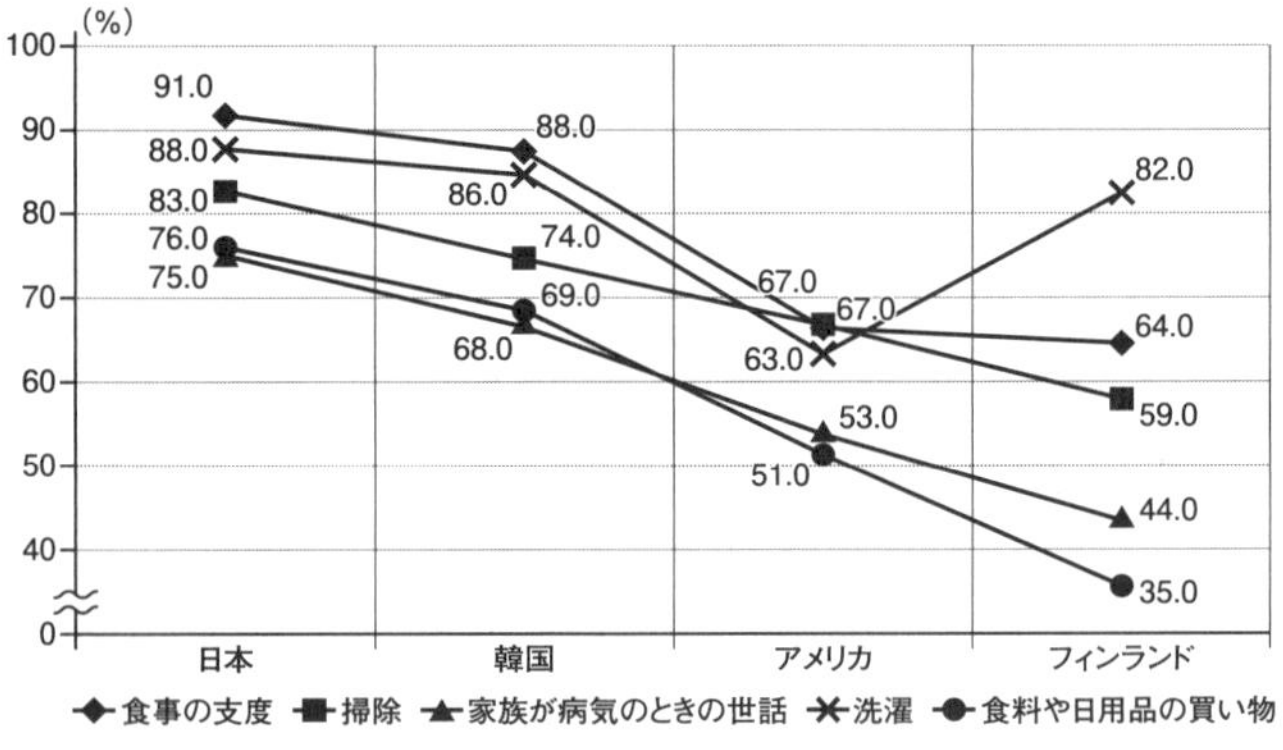

出典:ISSP(国際比較調査グループ)「家庭と男女の役割」(2012年11月)

な分量だけ調味料を入れて、提示されている時間炒めたり煮たりしたら、完成です。分量は大さじと小さじだけわかれば大丈夫です。

ごはんを作ってあげると、お母さんはもちろん、子どもたちもお喜びです。一般的には、まだまだごはんを作るお父さんが少ない今、「このごはん、お父さんが作ったぞー！」となると子どもたちと今よりさらに会話が増えます。コミュニケーションが増えます。楽しい時間がグンと増えます。お母さんの負担も減り、家族みんなの笑顔が増えます。こういうことが子どもの心の健康度を上げるのです。

家事に費やす時間

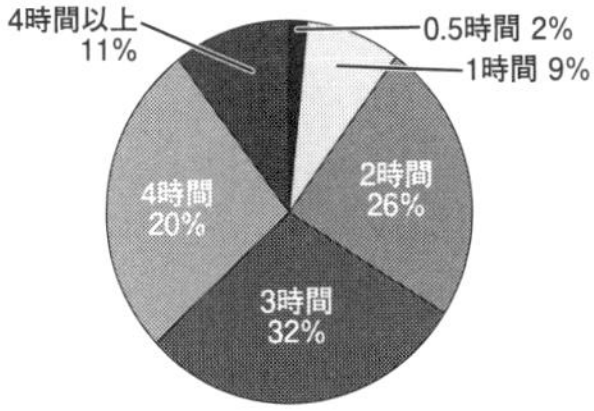

最も時間がかかっている家事

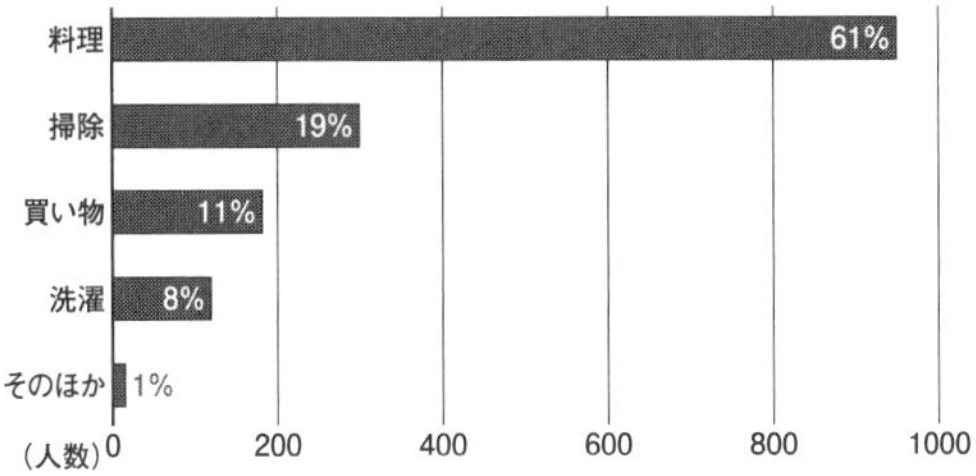

それだけではありません。お父さん。

仕事先でポロリと「昨日の夕飯は僕が準備したんですけど……」なーんて話をしたら、きっとみんなの注目の的です。91%女性がしているところの9%に食い込むわけですから、上司からも後輩からも一目置かれます。今は増えてきたとはいえ、まだまだ少ないですから、そこが仕事上もお父さん自身のアピールポイントにも強みにもなります。

家庭もうまくいき、仕事もうまくいく。最高じゃないですか。

お母さんが料理上手である必要はないと私は考えています。栄養満点の料理を作れることこそが、母親として必要なことではないと思います。イチから材料を選び、手間ひまかけて作る食事ももちろんすばらしいと思いますが、そのような食事を作ることこそが、母親の愛情だとも私は考えていません。栄養バランスのとれた、食材の安全性が保証されている良いキットミールを使い、廃棄する食材を減らし、食事にかける費用も時間も減らすこと。そして気持ち的にも余裕が生まれ、今まで食事に使ってた費用と時間を、子どもたちと笑顔です ごす時間に使うこと。

これも親子の愛を育むひとつの方法として考えるというのはいかがでしょうか。

第2章

発育を促す
最強の食べ物

Part1. 発育を促す最強の食べ物「鉄と亜鉛DA」を満たす食とは？

「冬に恋した孫にごはん」で覚えよう

では、この「鉄と亜鉛DA」を満たす食材はどう覚えればいいのでしょうか。
それは「ふゆにこいした、まごにごはん」と語呂合わせで覚えれば、簡単です。

ふ「フルーツ」
ゆ「油」
に「肉」
こい「濃い野菜」

し「しらす・シャケ」

た「たまご」

ま「まめ」

ご「ごま・ナッツ」

に「乳製品」

ご飯「ごはん・パン・麺」です。

ふ「フルーツ」……もっともっともっとフルーツを！

「ふ」は「フルーツ」です。フルーツには鉄の吸収を助けるビタミンCや、黄色い果物にはビタミンAがふくまれています。ビタミンCは熱に弱くおかずの中でとるのが難しいので、生のフルーツから摂取するのが良いでしょう。

実はこのフルーツですが、日本は世界でも摂取量が少ない国なのです。世界174カ国中129位と極めて低い水準です。

1人1日あたりの果物消費量の国際比較(g/日)

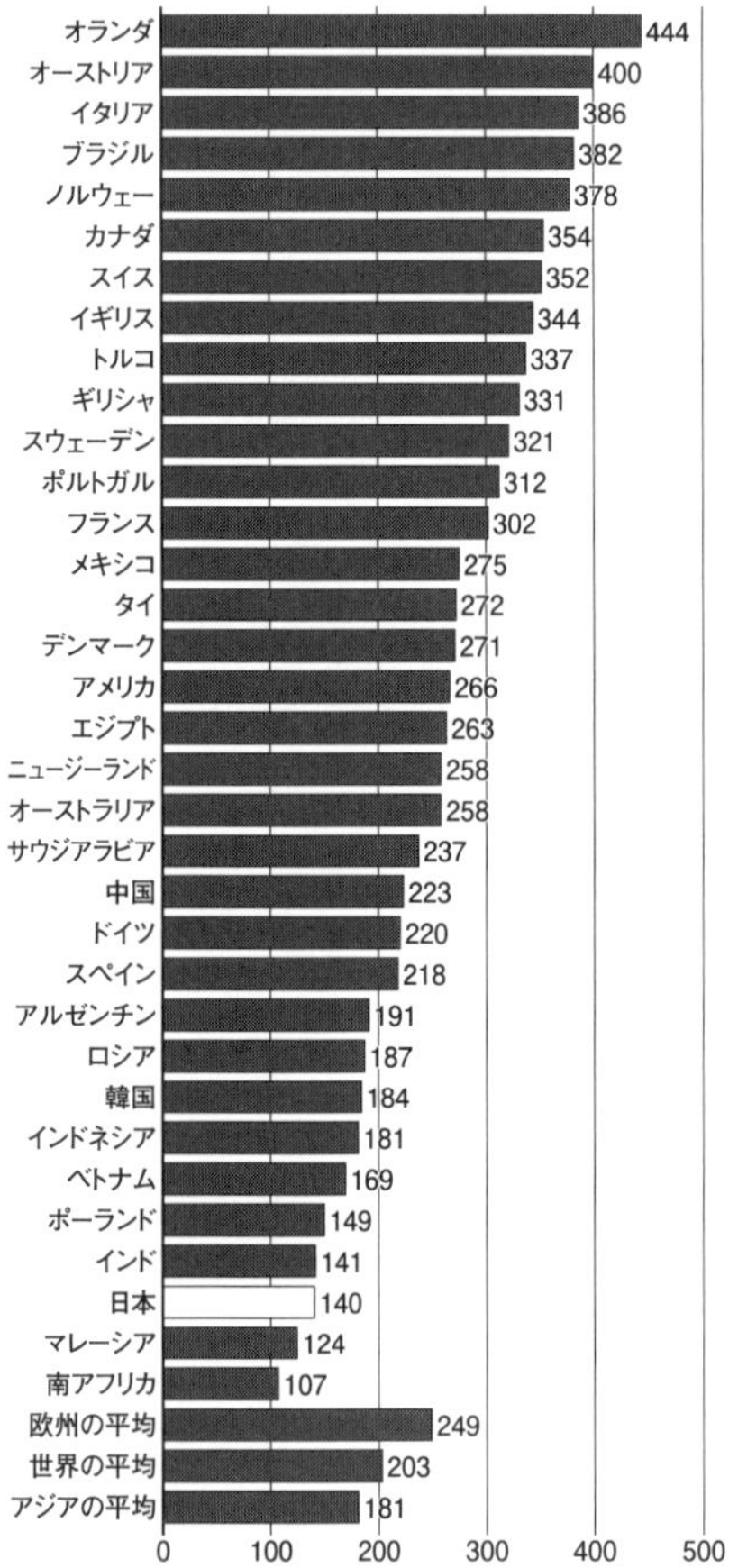

(国連食糧農業機関「FAOSTAT」:2011年)
(注:ワインを除き、スイカ、メロン、イチゴをふくむ。皮、芯をふくむ)

さらに年代別で見てみると、なんと全体的に減ってきているだけでなく、未就学、小学生の子どもたち、そしてその親世代が明らかに摂取量が少ないのです。

その原因として、農林水産省のHPのアンケートをまとめると、「体に良いし食べたほうが良いことは知っているけれど、値段が高いので買えない」、「他に食べたいものがある」という理由があげられていました。

確かに、フルーツって高いですよね……。

少し論点がずれてしまいますが、日本のフルーツは海外のものと比較すると、形がきれいで、汚れもなく、美しいものばかりです。しかし不ぞろいのフルーツなどは一般に出回らず廃棄されていると聞きます。美しいフルーツしか売れない、というのが売る側の意見でしょうけれども、私は不ぞろいでも栄養価は全く変わらないですし、安く市販にもっと出回ると良いなと思います。

世代別果実摂取量（現在と10年前の比較）

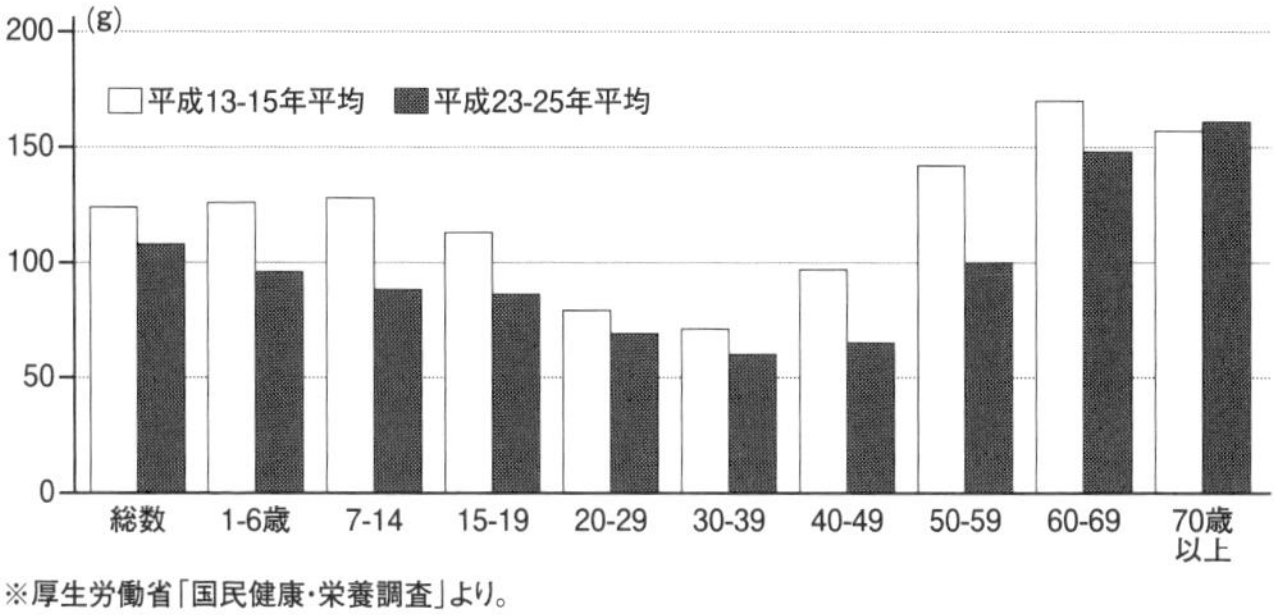

※厚生労働省「国民健康・栄養調査」より。
※「果実摂取量」とは、摂取した生鮮果実、果実缶詰、ジャム、果汁類の重量の合計。

ただ、果物農家を守るために、国がある程度の量や価格調整をしているのかもしれません。これはなんとも難しい問題ですね……。

私は国産フルーツを応援したい気持ちは強くありますが、海外産の方が安く手に入るので、外国産のフルーツも購入しています。

子どもだけでなく、親世代にもぜひしっかり摂取してほしいフルーツ。鉄の吸収を助けるビタミンCや感染症ブロックのビタミンAを摂取し、親子ともども、心身ともに健康で元気な体を手に入れましょう。

・ビタミンCの豊富なフルーツ
レモン、オレンジ、みかんなどの柑橘類
イチゴ、ラズベリー、ブルーベリーなどのベリー系
柿、キウイ、メロン、パイナップル、マンゴー
……など黄色っぽい食べ物

・ビタミンAの豊富なフルーツ
赤肉メロン、柿、プルーン、みかん、スイカ、マンゴー、パパイヤ
……などオレンジっぽい食べ物

ビタミンAはドライフルーツにもふくまれていますので、そちらを食べてもいいかもしれませんね。

ちなみに、食べる一回の目安量は、フルーツがだいたい片手の手のひらに乗るくらいの量です。これを一日2回食べるのが良いでしょう。

・一日の目安量
オレンジ、みかん、レモン1個、バナナ1本、いちご6粒、ラスベリー12粒、ブルーベリー18粒、柿1個、キウイ1個、メロン10カットくらい

朝、学校行く前、もしくは塾や習いごとに行く前のおやつとして食べると、学校の授業中、もしくは塾や習いごとの間も、フルーツの中の糖分が使われ、よりしっかり集中してレッスンを受けることができるでしょう。

ゆ「油」……酸化しにくく長く親しまれている油を！

「ゆ」は油です。油はビタミンDAの吸収率を上げるので、成長に欠かせない大切なものです。また、栄養素の吸収を上げるだけでなく、効率良くたくさんのエネルギーを生み出すことができるのも特徴です。

さらに、ご飯を食べた後に勉強しよう……と思っていても、どうしても眠くなってできないようでは困りますよね。

その点、油を摂取した方が、糖分を摂取した時よりも血糖値の上昇がゆるやかになることがわかっているので、急激な血糖値上昇にともなう食後の眠さの回避にも、ある程度の油は必要でしょう。

例えば、ざるそばだけを食べるくらいなら、天ぷらそばを食べたほうが良いですし、ノンオイルの和風さっぱりパスタよりペペロンチーノの方が、梅干しおにぎりよりツナマヨおにぎりの方が良いのです。

では、どのような油を使えば良いのでしょう。

最近ココナッツオイルが良いとか、MCTオイルが良いとか、エゴマ油が良いとか、バターコーヒーを作るグラスフェッドバターが良いとか、いろいろ聞きますよね。

体に良い（かもしれない？）と言われる種類が多いと、一体どういうときにどんな油を使って良いのか、私もよくわからなくなります。

確かに、体脂肪になりにくい中鎖脂肪酸のココナッツオイルやMCTオイル、そしてDHAと同じグループのエゴマ油は良さそうですし、グラスフェッドバターも、バターの栄養価が上がっているのなら魅力的です。

しかし、ココナッツオイルは実はLDLコレステロールを上げる可能性があるという意見もあるなど、まだまだ歴史が浅く、研究段階にある商品だと私は考えています。

その点、ＭＣＴオイルやエゴマ油は良いかもしれませんが、何と言っても値段が高い。育ち盛りの子どもたちと親の食費を考えると、とてもとても使い続けられない……というのが正直なところではないでしょうか。

・代表的な油の値段比較（Ａｍａｚｏｎでの小売価格）

オリーブオイル	１００ｇ	82円～２５０円
菜種油	１００ｇ	１００円くらい
ＭＣＴオイル	１００ｇ	４４４円～１１００円
ココナツオイル	１００ｇ	２００円～３６０円
ごま油	１００ｇ	１５０円～３６６円
ギー	１００ｇ	７５０円～１０００円
バター	１００ｇ	１７５円～６００円
グラスフェッドバター	１００ｇ	１８４円～１０００円

亜麻仁油　　１００ｇ　４８１円〜７００円
エゴマ油　　１００ｇ　６５０円〜１９２０円

ＭＣＴオイル、エゴマ油、亜麻仁油、ギーなどは体に良いかもしれませんが、やっぱり高いですね……。


私が油を選ぶ上で大事だと考えているのは、どのくらい酸化をするか？　ということです。

２０１８年に『ためしてガッテン！』(放送時の番組名は『ガッテン！』※編集部注）で酸化油の検討が行われ、通常の油と酸化油を比較したところ、体に影響が出るほどの変化はありませんでした。しかし、番組によれば、これは酸化油に問題がないと言っているわけではなく、人工的に酸化させてみたけれども、そこまで大きな変化がなかった、ということだと言っています。

現状、家に長期間放置した、明らかに臭いが変化した酸化油を摂取させた群と、新品の油を摂取させた群とを比較して、その後の健康への影響を検討した研究はないので、実際のところはわかりません。

ただ、少なくとも酸化した油は、元の油が変性した姿に変わっているわけですから、その油としての不安定さや変性が、体に悪い影響こそあれど、良い影響をもたらすとは考えにくいでしょう。実際、酸化した油は、いわゆる〝油臭いニオイ〟に変わってしまい、食事のおいしさも損なわれてしまう可能性があります。

そこで、酸化しにくい油、そして酸化をもたらす油の使い回しはしないことが大事だと、私は考えています。使い回しをしたくなるような高価な油も使う必要はありません。

また、現在研究段階の新しい油についても、私は率先して使う必要はないと思っています。今は良いとされていても、いつその結論がくつがえるかわかりません。昨日まで良かったものが今日から毒⁉　なんて困りますもんね。

昔から使われていた油、研究され尽くされている油、そして酸化しにくく安定しており、手に入りやすい油が良いでしょう。油の使い回しはせず、揚げ物は割り切ってお惣菜を買うか、少量の油をフライパンに入れて揚げ焼きにするか。私が時間があるときにするのは、油を混ぜた衣をつけてオーブンで焼くことです。やはり、油の使い回しはしません。

お惣菜の揚げ物は、酸化油ではないの？　と言われたらそうですが、月に数回程度であれば問題ないでしょう。もしも毎日、もしくは頻繁に揚げ物をしているので、やっぱり使い回しをしたいという方がいらしたら、それは揚げ物を食べすぎです。煮る、蒸す、焼く調理を増やしましょう。

私がオススメするのは、以下のような油です。

・菜種油

（１００ｇ１００円～２５０円くらい）

古くから親しみがあり、手に入りやすく、高温でも安定しており酸化しにくい。加熱調理にオススメ。ただし、安価なものには海外から輸入されている遺伝子組み換えされた菜種を使用している場合や、溶剤を使用して油を抽出したものもあるので、選ぶ時には注意が必要です。国産応援、遺伝子組み換えでない一番搾りの菜種油を選びましょう。

・オリーブオイル
（１００ｇ90円～１８０円、エクストラバージンオイル １００ｇ２５０円くらい）

わりと安いものと、エクストラバージンオイルなどのやや高価なものがあります。オリーブオイルの効能は研究され尽くされており、主成分のオレイン酸は強い抗酸化作用を持ち熱にも強いので、日々の調理で安心して使用できます。

このオレイン酸は、腸管内で便をスルスルにする効果があるので、便秘改善にも効果があります。子どもたちの中には、学校で排便ができずに便秘で悩む子もいます。便秘が改善すると朝ごはんを食べた後に排便することが多くなり、腹痛や「学校でうんちがしたくなったらどうしよう……」という不安も解消され、勉強やスポーツにより一層集中して取り組むことができます。

加熱調理するときは安いものを、サラダにかけたりパンにつけたりパスタに垂らしたり、そのままいただく場合は香り豊かな高価なものを使うと良いでしょう。

・ごま油
（１００ｇ １２０～３５０円くらい）

N‐6系の油で酸化に強い油です。熱にも強く、生でも使用できます。しかし、ごま油に多くふくまれているリノール酸は、体内では作ることのできない必須脂肪酸ではあるものの、同時に炎症作用もあるため、多量摂取はおすすめできません。中華系のお食事の時に最後に少量使ったり、サラダにドレシングとして香りづけに少量使ったりするのに良い油でしょう。ごま油と表記してあっても、他の油も組み合わせて売っている安価なものもあるため、購入前に表記をよく確認し、ごまだけが使われているものを買いましょう。

・バター　／グラスフェッドバター
（100g　177円～600円／5kg冷凍で購入した場合：100g190円程度～少量で購入した場合：100g700円～1000円）

バターには、ビタミンDやビタミンA、カルシウム、亜鉛がふくまれています。これらの栄養価はグラスフェッドバターに、より豊富にふくまれるとされています。

飽和脂肪酸なので多量に摂取すると心血管疾患などのリスクが上がるため、適度に使用するのが良いのですが、日本人が家庭で使っている量はまず問題なしと考えてよいでしょう。

欧米では、バターが良くないという研究結果が出ていますが、そもそも日本とは、普段から使う量が異なります。例えば、ホールサイズのスポンジケーキ一つにバターが一箱分（２００g）入っていたりします。加えて、そこにバタークリームがたっぷり……。そりゃ、しっとりずっしりします。われわれ日本人が食べたらもたれるのは当然です。

とにかくバターを使う量の感覚自体が違うのです。参考までに日本の一般的なホールサイズのスポンジケーキに使われるバターは20～40gで、バターを使わないレシピもあります。

小学生の子どもたちは、活動量が増え、成長期であるためエネルギーが必要です。また、このバターにふくまれているビタミンDやビタミンAは、成長と健康に欠かせない栄養素です。パスタやピラフのアクセントに使ったり、野菜炒めの風味づけに使ったり、パンにバターを塗って食べたりして、安心しておいしく使いましょう。

グラスフェッドバターは、大量に購入すればわりと安価で購入できます。冷凍庫に余裕があって、小分けにして使える人は試してみてください。

ちなみに私は面倒くさがり屋で小分けにできないタイプですし、冷凍庫も余裕がないので、バターを一個ずつ購入しています。私は北海道出身なので「トラピストバター」を、高価ですが地元応援の気持ちで使っています。みなさんも良かったらぜひ！　頻繁に、また大量に使うものではないので、ある程度こだわってもいいかなと私自身は納得しています。

に「肉」……赤身の肉類やレバーをバランスよく！

牛肉・豚肉の赤身、鶏肉には、成長期の子どもたちには欠かせない鉄と亜鉛が豊富にふくまれています。特に鉄の場合は、体内に吸収されやすいへム鉄として存在しているので、少量でも効率良く鉄分補給ができるというメリットがあります。

また、豚肉には「ビタミンB1」が豊富にふくまれます。このビタミンB1は、「鉄」の話をしたときのミトコンドリアデパートと糖質コンビニの図を思い出していただきたいのですが、不足してしまうと、車のガソリンがないのと同じ状態になり、ミトコンドリアデパートに行くことができず、やはり効率の悪い糖質コンビニに頼らざるをえません。

みなさんは「脚気」って聞いたことがあるでしょうか？　実は、この脚気もビタミンB1不足によって起こります。ビタミンB１が足りず、乳酸がたまり、手足がしびれ、足がむくむなど心不全の症状をもたらし、最悪は死に至ります。

脚気という認識が出始めたのは今から１００年ほど前、精製された白米が出回るようになってからです。それまではビタミンB１がふくまれるアワやヒエや麦などの雑穀米や玄米が主流だったため、不足になることはなかったのですが、ビタミンB１をふくまない白米が広まったことでビタミンB１不足になり、脚気になり、多くの方が亡くなっていたのです。その数は実際に戦争で亡くなった数より多いとも言われています。

それまではビタミンという栄養について誰も知らなかったのですが、実は日本人の海軍軍医の高木兼寛や鈴木梅太郎という農学者が、脚気の原因が栄養不足によるものだ、と世界で初めて発見したんです。当時は全く受け入れられなかったようですが、のちに認められるようになりました。我々の祖先には、すごい人がいたものです！

ビタミンB１は豚肉などに豊富にふくまれているため、鉄を意識して肉類を摂取していただくことで、同時にビタミンB１も補うことができ、エネルギーをしっかり産生することができます。このビタミンB1は臭いの強いネギやニンニク、ニラなどと摂取するとより吸収が上がると言われていますので、疲れた時には豚ニラ、ガーリックステーキ、鶏のネギ油ソースなどを食べ、鉄だけでなくビタミンB1も補給しましょう。

そしてレバーには、肉の種類を問わず鉄、亜鉛、ビタミンAだけでなく「ビタミンB2」が十分にふくまれています。よく口内炎ができるとビタミン不足と言いますが、その原因の一つがこのビタミンB2です。ビタミンB2は、脂質をエネルギーに変える時に重要な役割を果たしています。

成長期の子どもたちにとって、赤身の肉類やレバーは欠かせない大切な食材です。

赤身の肉類は子どもの手のひらに乗る分くらいを目安に、レバーは月に数回、いただきましょう。

こい「色の濃い緑黄色野菜」……濃い色の野菜をお皿いっぱい!

ビタミンA（βカロテン）が豊富にふくまれる、色の濃い野菜を食べさせましょう。

子どもたちの野菜不足が深刻化しています。２０１７年にカゴメ株式会社さんが行なった「子どもの野菜摂取」に関する意識調査によると、野菜が足りている子どもたちは、なんと全体の４％しかいないのです。

そして野菜が足りていない家庭と、足りている家庭とで何が違うかというと、足りている家庭では野菜を炒めたり煮たりして食べているようでした。

ビタミンA（βカロテン）は油を摂取すると吸収が上がるので、炒めるというのは非常に良い摂取の仕方だと言えます。また煮ることにより野菜のかさが減るので、より多くの野菜を食べることができます。先ほど肉の項目でも説明したエネルギー産生の要となるビタミンＢ１ですが、水に溶け出てしまうので、煮汁ごといただくスープやおみそ汁などがより良いでしょう。

しかし、足りないから野菜を増やしましょうと言っても、実際に増やすのはなかなか難しいのが現状です。

そこで、可能だと思える方法をご紹介します。

ひとつ目は、番外編コラム1でも触れましたが、オイシックスさんやヨシケイさんなどに代表される、もうキット化されている食事を作ることです。これは栄養士さんが栄養のバランスを考えてレシピを作ってくださっているので、確実に野菜が増えます。そして、野菜も使う分しか入っていないため、無駄なく使うことができます。

今までのように野菜を買っても使い切れなくて、冷蔵庫を掃除したときに、すみの方でしなしなになっているにんじんに出会うこともありません。野菜もあらかじめ切ってあったり下準備が施してあるので、料理にかかる手間もとても少ないです。

野菜が足りている子どもの比率

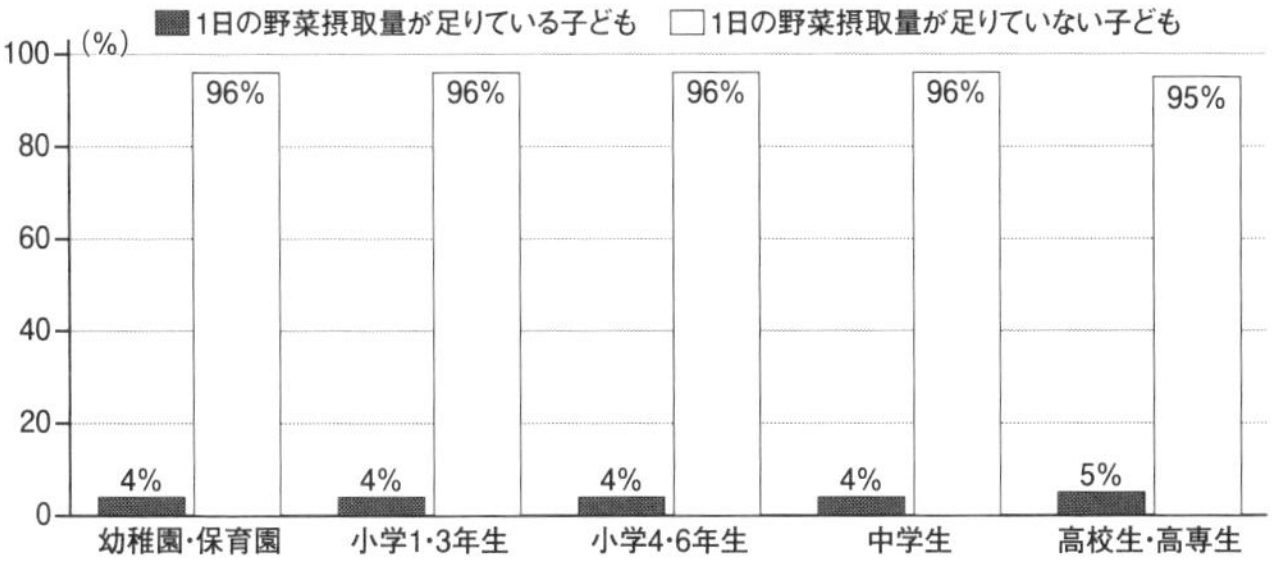

※カゴメ株式会社「子どもの野菜摂取」に関する意識調査を参考に作成。
(理想的な1日の野菜量:3−5歳:240g、6−7歳:270g、8−9歳:300g、10歳以上350gとして算出)

野菜も有機野菜や、農薬、放射線チェックをしてあるものが使われており、安心安全に育ち盛りの子どもたちに野菜をとってもらえます。

もうひとつも、手をかけずに野菜を増やす方法です。うちは私も働いていますので、お夕飯を準備する間、お腹が空いた子どもたちには野菜を食べて待っていてもらっています。赤や黄色のパプリカ、トマト、きゅうりやにんじんをただザクザク切って、お皿に山盛りにし、テーブルに並べておきます。余力があればブロッコリーをチンするか、ざっとゆでて出します。子どもたちはマヨネーズをつけたり、ごまドレッシングをつけたりして食べながらご飯を待っています。野菜が苦手な子でも、お腹が空いているので、もしかしたら食べてもらえるかも

野菜のとり方比較

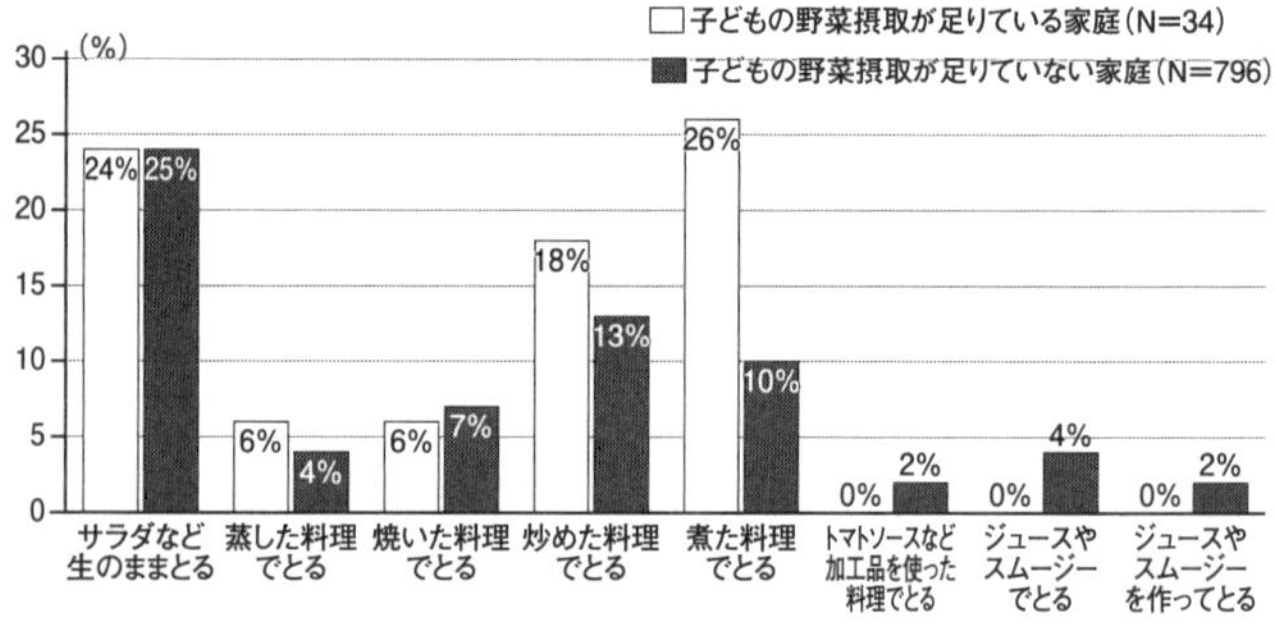

しれませんよ。

あとはお夕飯に野菜たくさんのおみそ汁かスープと、お肉かお魚のおかずがあれば、それだけでも十分野菜は摂取できますし、お腹が空いてイライラした小さい怪獣たちの相手もせずにすみます。

何も特別な野菜を使う必要はありません。季節を意識し、旬のおいしいお野菜をいただきましょう。ビタミンAがふくまれている色の濃い野菜を積極的にとるとより良いです。

目安としては、大人の両手にこんもり乗るくらいの量を食べるイメージです。

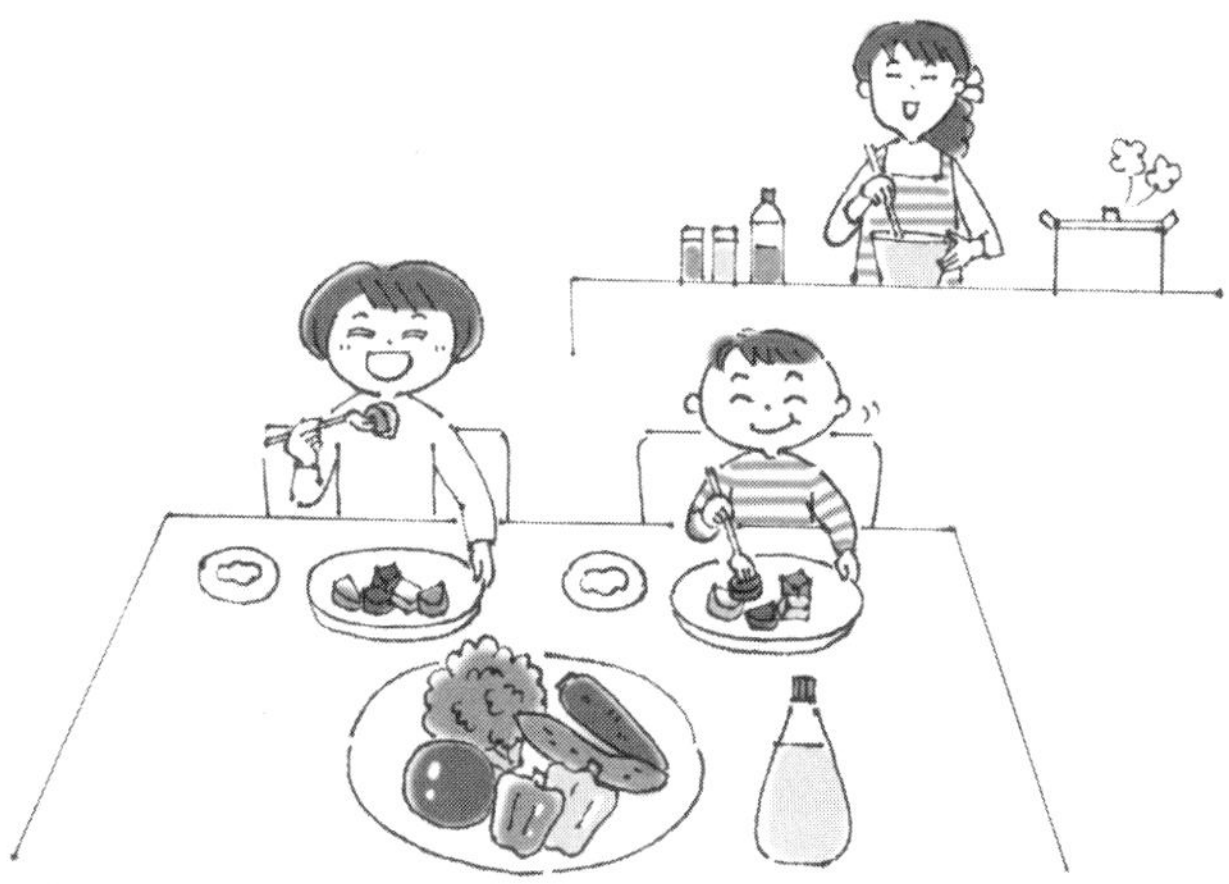

し 「しらす」「シャケ」……丸ごと食べられる魚・マグロやカツオなど赤身魚を！

ビタミンDの吸収を助けるカルシウムを摂取するために、丸ごと食べられるしらすのような魚、ビタミンDを豊富にふくむシャケ、そして鉄の補給のためにマグロやカツオなどの赤身の魚を食べるようにしましょう。

さらにシャケやカツオ、アジ、イワシなどは、体を作るのに欠かせない必須アミノ酸がバランス良く全てふくまれており、それを100点満点で評価したアミノ酸スコアが「100」という、まさに満点の食材です。

それだけではありません。魚には、肉にはないすばらしい栄養素があります。

それは頭を良くすると俗に言われているDHAです。

このDHAが頭を良くするのかどうか、については、確かに読解力が上がったとか、学習能力が改善したという研究もあります。一方で、サプリメントを投与したからといって必ずしも効果は出ないという報告もあります。ただ、学習能力について良くなった、変化はない、というデータはあれども、下がったというものはありません。「頭が良くなるＤＨＡ」というのは少し言いすぎかもしれませんが、脳の発達にＤＨＡは必要ですし、ＤＨＡは必須脂肪酸であるのにも関わらず、体内では産生できない脂肪酸のひとつですから、口からしっかりと摂取するべき大切な栄養素であるというのは間違いありません。

しかし、魚の摂取量は年々減ってきています。子どもだけでなく、どの年代においても魚を食べなくなってきているのです。

日本の水産庁が行なったアンケート調査によると、

「魚を食べるのは好き」

「そして魚を食べる機会を増やしたい」

「魚は健康に良い」

と考えている人が大多数でした。

魚が好きで、もっと食べたいと思っているのになぜ食べないのでしょうか？　不思議ですよね。

この要因についても水産庁は調査していて、「ウロコや内臓の処理に手間がかかる」、「鮮度が保ちにくい」、「料理のレパートリーが少ない」、「骨があって食べにくい」などという理由があげられていました。

また、マンション住まいが増え、生ゴミの臭いを気にする人が増えたという指摘も見られました。どれも納得の理由かと思います。

では、どうすれば魚を増やすことができるでしょうか。

しらすを代表とした、小魚類であればそのままいただけます。サバの缶詰やコンビニの魚惣菜などもあり、そちらでも魚そのものを食べられます。ただし、保存を効かせるために塩分が多くなっているので、お湯で塩分を落としたり、タレはできるだけ取り除いたりと、少し工夫が必要かもしれません。

シャケ、ホッケ、アジの干物などは焼けばすぐに食べられるので手軽ですよね。味に差も出にくいでしょう。

また最近では、〝内臓や骨の処理がすでにされており〟、〝冷凍保存〟できる、〝カットしてある〟魚がネットスーパーや生協などでも売られています。これをうまく活用すると、生ゴミの臭いや保存方法も気にせず、骨もない魚を手軽に食べることができます。

ゴールデンエイジの子どもたちは、ある程度のボリュームも求めます。肉類と比較して、魚は咀嚼回数が少ないためか、お腹の満たされ感を得にくいこともあるので、これらの処理ずみ冷凍魚を揚げたり、バターで風味をつけたりして、少しそこに「油」の成分を足すことで充足感がプラスできます。

しかし、それでも魚自体を買うのが大変という方がいらした

年齢階層別の1人1日あたりの魚介類摂取量の推移

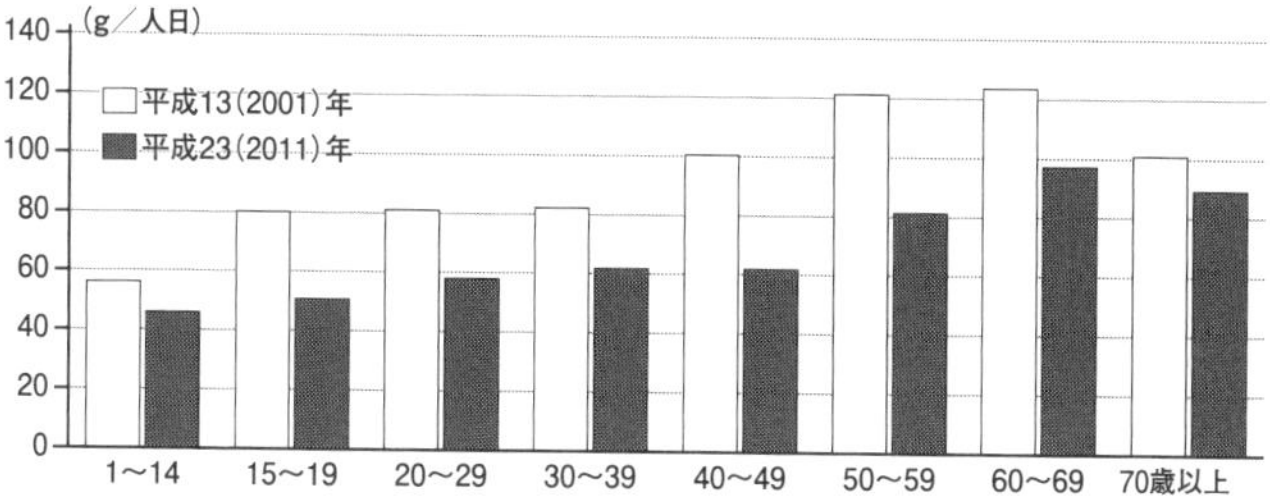

※厚生労働省「国民栄養調査」(平成13(2001)年)、「国民健康・栄養調査報告」(平成23(2011年)より。

ら、やはり、もうセットになっているものを購入すると良いでしょう。

一回に食べる魚の量の目安は、子どもの片手のひらに乗るくらいです。

たまご」……完全栄養食のスーパー食材、一日一個食べよう！

卵にはさまざまな栄養素がバランス良くふくまれていて、前述した「鉄と亜鉛DA」も4種類が全て得られます。

卵白の方がアレルゲンになるたんぱく質が多くふくまれているので、卵白はアレルギーで食べられないけど卵黄なら、という子は、症状が出ないのであれば卵黄だけでもあげるようにしてください。多くの栄養素は卵黄にふくまれます。

100ページの図に記載してあるたんぱく質ですが、体の中では作ることができず、食べなければいけないものもしっかり、十分量ふくまれていますので（アミノ酸スコア100！）、心身ともに発育する時期の成長期の子どもには欠かせません。

〈記憶力アップ・学習効果を高めるたまご〉

たまごの中で注目すべき栄養素に「コリン」という成分があります。このコリンですが、アメリカでは、1998年に必須栄養素に指定されている成長に欠かせないものです。必須栄養素であるにも関わらず日本では未だにその認知度が低く、現在摂取基準量を確立しようとしているところです。

学習記憶を形作り、その定着に関与する神経伝達物質の1つにアセチルコリン（Ａｃｈ）という物質があります。また、アセチルコリンは脳の感覚や興奮度を司るため、集中や注意にも作用します。

この脳内のアセチルコリンは、ブドウ糖から作られるアセチルＣｏＡという物質とコリンから作られるので、コリンを摂取するということが大事になります。

コリンは、大豆製品などにもふくまれていますが、卵黄のコリン（ホスファチジルコリン）はより吸収度が高く、効果が高いとして注目されています。

つまり、学習したことを定着させ、その記憶を維持するためにも、また集中し、落ち着いて学習するためにも、コリンという物質が大切であり、それがより吸収されやすい形でふくまれているのが、卵黄だということです。

ただ、肥満のお子様、または脂質の対策が必要なお子様の場合は主治医と相談していただき、卵の摂取量を決めていただきたいと思います。また、卵アレルギーがあるお子様の場合も同様です。

たまご1個で1日に必要な栄養素がどれだけとれるの?

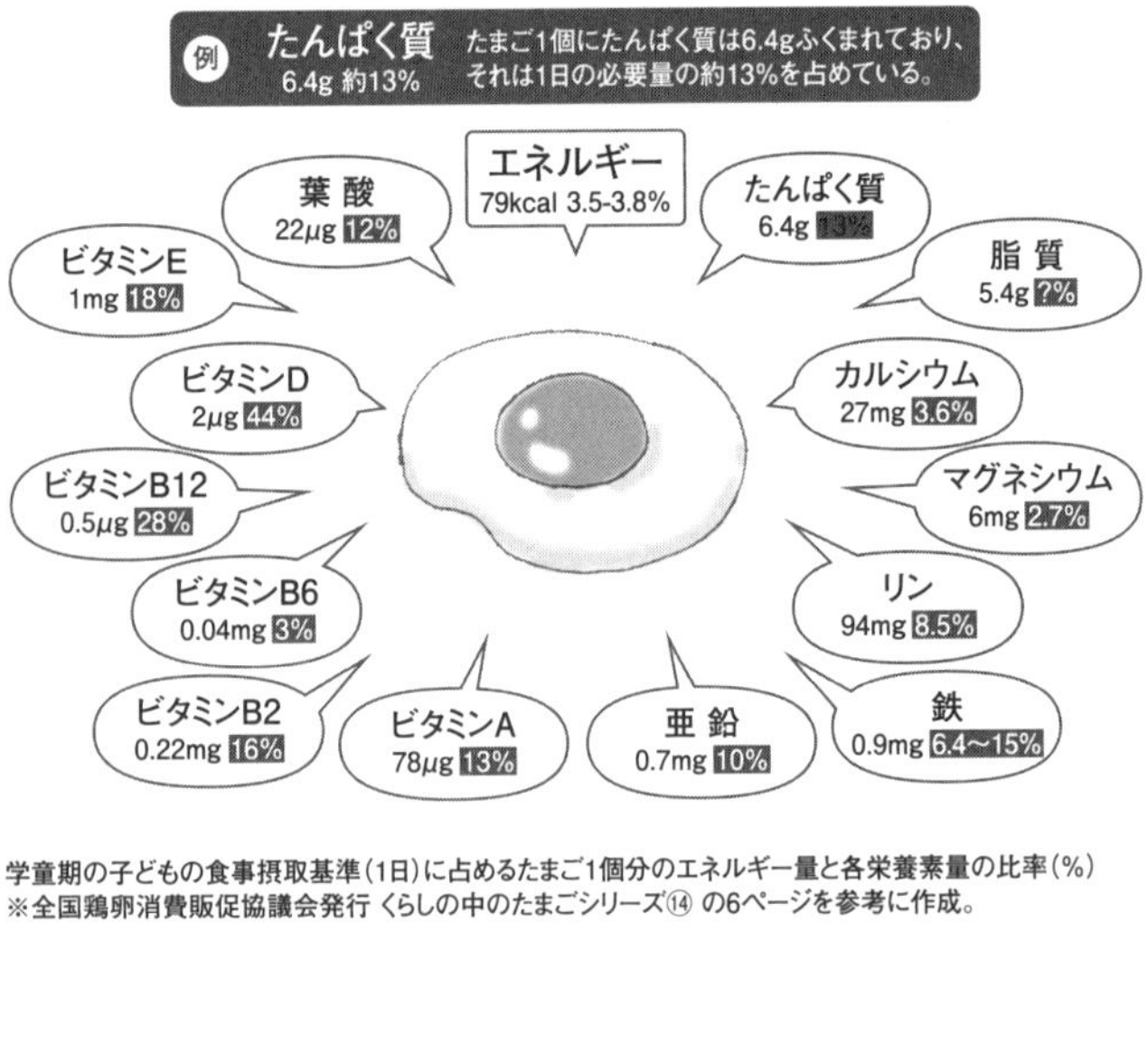

学童期の子どもの食事摂取基準(1日)に占めるたまご1個分のエネルギー量と各栄養素量の比率(%)
※全国鶏卵消費販促協議会発行 くらしの中のたまごシリーズ⑭ の6ページを参考に作成。

ま「まめ」……一日一回まめまめしく食べよう！

大豆や小豆、空豆、えんどう豆などのまめ類は鉄や亜鉛を多くふくみます。豆そのものを食べるのはなかなか難しいですが、日本にはすばらしい食材があります。豆腐、納豆、油揚げ、きな粉、がんもどき、凍り豆腐など、わりと手軽に、手の届くところに、馴染み深くおいしい食材があります。

この豆腐、納豆、油揚げ、凍り豆腐などには、鉄や亜鉛だけでなく、マグネシウムという微量元素も豊富にふくまれています。マグネシウムの多くは骨に貯蔵され、骨を作る大切な要素です。また、ミトコンドリアデパートを働かせ、エネルギーを作り出すときに必要な栄養でもあり、筋肉が興奮するのを防いだり、血圧のコントロールに関与したり、さまざまな役割を担っています。

特に小学生の成長期のお子様たちは、骨がぐんぐん成長する時期ですので、鉄、亜鉛に加えマグネシウムも必要になってきます。また、納豆にふくまれるビタミンKには骨を強くする作用だけでなく、出血した時に血を止める作用もあります。

豆腐半丁、納豆1パック、油揚げのおみそ汁、凍り豆腐やがんもどきの入った煮物などを一日一回どこかで食べるように心がけましょう。

まめ類にふくまれる鉄は、酸味のあるものと一緒に摂取すると吸収が良くなるので、お豆腐にレモンをかけてみたり、納豆を酢やポン酢でいただいたり、ちょっと工夫をすると良いでしょう。

ご「ごま（すりごま・ナッツ）」……若さビタミンが豊富！

ごまには成長期の子どもたちに欠かせない、骨を作るカルシウム、ミトコンドリアデパートを働かせる鍵のビタミンB1、骨を作るもう一つの大事な栄養のマグネシウム、そしてビタミンEがふくまれています。

また、ごまにふくまれる消化酵素は、ごまそのままでは働かないため、すりごまにして摂取すると良いでしょう。便秘予防にも効果があります。

ナッツ類にも「若さビタミン」とも呼ばれるビタミンEがふくまれています。これは、体がさびないようにするという抗酸化作用を持っているビタミンで、日焼けにも負けない強い体を作ります。また、ホルモンの働きを整える作用もあり、思春期に差しかかる子どもたちにも欠かせない大切なビタミンのひとつです。食物繊維もふくまれていますので、ごま同様に便秘予防にもひと役買います。

さらに、ごま・ナッツ類には、肉と比べるとボリュームがだいぶ少なくはなってしまいますが、鉄や亜鉛もふくまれています。

ごまやナッツは意識して食べないとなかなか増えないので、ごまのドレッシングにしたり、おやつ代わりにナッツを食べたり、サラダにかけたり、すりごまはおみそ汁に入れたりして、少しずつ生活に取り入れるようにしましょう。

に「乳製品（牛乳・チーズ・ヨーグルト）」……内容を選んで！

乳製品には免疫ビタミンのビタミンAや亜鉛がふくまれています。それだけでなく、すでにみなさんもご存知のように、カルシウムもふくまれています。ビタミンDは骨へカルシウムを吸収させるのを助ける働きがあるので、ビタミンDとカルシウムは一緒に摂取すると良いでしょう。

サーモンのクリーム煮や、たらこクリームスパゲティは、ビタミンDとカルシウムの良い組み合わせの例です。

〈牛乳の種類の違いって？〉

牛乳にはいろいろ種類がありますが、牛乳でも、低脂肪乳でも、無脂肪乳でも、栄養成分には変わりはないので、どれを飲んでも良いです。違いは乳脂肪分の量の違い＝つまりコクの違いなので、コクがあるミルクを好む子は牛乳や特濃を選び、さっぱりとした口当たりを好むのであればより脂肪分が少ないものを選びましょう。飲む量の目安は、その子がどのくらいの食事を食べるかによるので、決まった量は言いにくいのですが、成長期の子どもたちは1日500mlのパック程度であれば、問題のないことが多いです。好きだと言って飲みすぎると、たんぱく質も脂質も多くなるので、食べ物とのバランスが釣り合わなくなることがあります。

〈牛乳を飲めば背が伸びるの？〉

このような質問もよく聞かれますが、答えは○であり、△でもあります。まず、牛乳には体を作るのに欠かせない必須アミノ酸が全てふくまれており、たまご同様「アミノ酸スコア100」の良質なたんぱく質です。たんぱく質は闇雲にとればいいというわけでなく、このように質の良いバランスのとれたたんぱく質をとることが大切になってきます。

次に、カルシウムは一般的には吸収されにくいのですが、牛乳が消化される中でできる「カゼインホスホペプチド（ＣＰＰ）」という成分や乳糖が、吸収を助ける作用もあるのです。つまり牛乳はカルシウムをふくみ、さらに吸収もされやすい、という利点があります。

このように、体を構成するのに必要なアミノ酸をバランス良くふくみ、カルシウムも吸収されるということから考えれば、牛乳は背を伸ばすのに大切な要素であるのは間違いありません。

では、飲めば飲むほど背が伸びるのかというと、牛乳の量でその後の身長がどうなったかという研究はされていないので、なんとも言えません。むしろ日本人は牛乳を飲むとお腹がゴロゴロする乳糖不耐症の方が半数以上はいると言われているので、背を伸ばそうとして無理に牛乳を飲み続けることにより、腸管に微細な出血が生じ、それにより鉄が失われ、鉄欠乏状態を引き起こし、成長に悪影響を及ぼすこともあります。

したがって、背を伸ばすのには必要な牛乳だが、たくさん飲めば飲むほど良いというわけでもない、ということです。

〈チーズについて〉

チーズも同様にビタミンAやカルシウムがふくまれていますが、こちらは塩分が多くふくまれるものもあり、上手に選んであげる必要があります。チーズはもともと保存食なので、塩のないチーズは存在しません。しかし、一般的なプロセスチーズや、カッテージチーズ、モッツァレラチーズやクリームチーズなどは塩分が少ないチーズなので、安心して召し上がってください。チーズそのものをおやつとして召し上がってもいいですし、カッテージチーズやモッツァレラチーズをサラダと一緒にいただいても良いでしょう。

〈ヨーグルトについて〉

ヨーグルトにも、もちろんビタミンAやカルシウムがふくまれています。さらに、ご存知のように乳酸菌によって腸内環境を整える作用もあります。「胃酸で菌は死んでしまうから意味がないのでしょう？」という意見もございますが、乳酸菌は、実は死菌でも効能があると言われており、また最近では、腸まで死滅しない乳酸菌をふくんでいるヨーグルト製品も散見します。

では、どのヨーグルトが良いのか、ということですが、コンビニやスーパーでもたくさんの種類のヨーグルトが置いてあります。しかし、多くのヨーグルトには甘み（砂糖）や味・風味・添加物が足されています。

そこでオススメしたいのは、生乳原料オンリーの無糖ヨーグルト、もしくは牛乳から自分で作るタイプの無糖ヨーグルトです。加糖のヨーグルトには意外と糖質が多くふくまれています。

でも、甘くないヨーグルトは食べにくいという欠点がありますよね？　甘くするなら、よりメリットがある方法を選びましょう。不要な糖質や添加物をとる必要はありません。

・冷凍のブルーベリーやマンゴーなどをのせる（ビタミンCやAがアップ！）
・フルーツそのものと一緒に食べる（ビタミンCやAがアップ！）
・きな粉をかける（鉄や食物繊維がアップ！）
・はちみつをかける（糖質だけでなくアミノ酸も摂取！）

一度無糖のヨーグルトを食べ始めると、市販の加糖のヨーグルトが甘くて食べられないという人もいます。最初は味気なく感じるかもしれませんが、慣れてきますので、根気よく続けることが大事です。

実はチーズもヨーグルトも、牛乳でお腹がゴロゴロする乳糖不耐症の人でも食べられることがほとんどです。チーズは製造する過程で乳糖がなくなり、ヨーグルトの乳糖はすでに3分の1程度は分解されており、残りの3分の2もヨーグルトにふくまれる乳酸菌によって分解されているためです。

ごはん「ごはん」……もち麦を足して、もちもちごはんに！

成長期の子どもたちにはエネルギーが必要です。真っ先に体の中でエネルギーになるのは、酸素がない状態でもすぐにエネルギーができる糖質です。糖質からてっとり早く得られるエネルギーは「ATP」と表現します。一回2ATPとエネルギーは多くないのですが、脳も体も筋肉もエネルギーはじゃんじゃん必要としていますから、この糖質をうまく使わない手はありません。

うまく糖質を使うということは、車で表現すると燃費が良い車に乗るというイメージです。スポーツカーはスピードが早く出ますが、燃費は悪いです。体が求めているのは、電気自動車のように少ないガソリンで長く、遅くはもちろん速くも走れる車です。

このように糖質をゆっくり吸収させる働きがあるのが、もち麦なのです。もち麦にふくまれている

「βグルカン」という成分が、糖質や脂質を包み込み、腸管での糖の吸収を遅らせてくれるのです。さらに、もち麦に豊富にふくまれる水溶性の食物繊維も糖の吸収をゆっくりにする効果があります。

それだけではありません。もち麦は白米と比較すると、成長期の子どもたちに欠かせない、鉄が4倍、亜鉛は約3倍もふくまれています。先ほど白米だけ食べていて脚気になったという話がありましたよね？　この白米には足りていないビタミンB1も、もち麦には4倍以上もの量がふくまれています。「まめ」の項目でご説明した、骨を作り筋肉の興奮を抑える「マグネシウム」は白米の9倍です。

食物繊維もふくまれているので、便秘予防にも効果

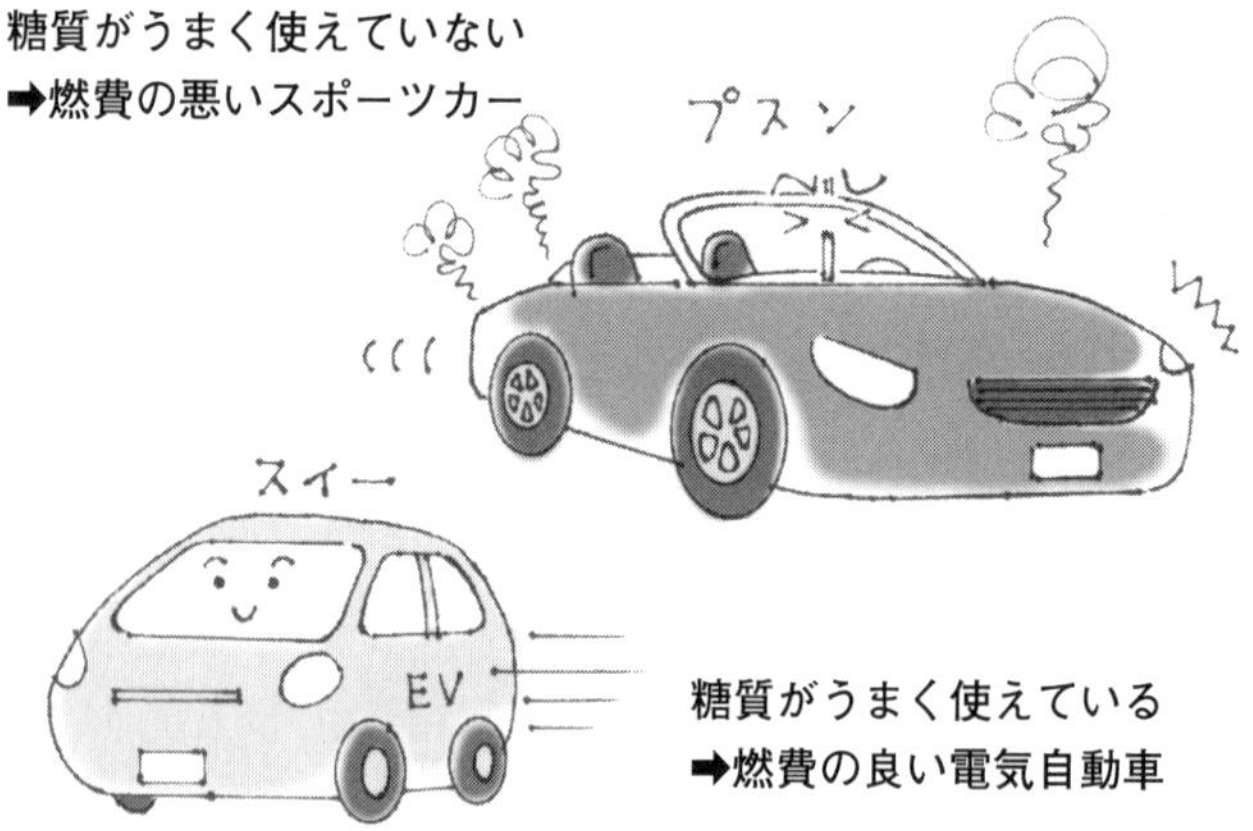
糖質がうまく使えていない
➡燃費の悪いスポーツカー
プスン
スイー
EV
糖質がうまく使えている
➡燃費の良い電気自動車

があります。

このように白米にもち麦を足すだけで、栄養価はグッと上がるのです。

同様に、パン類、麺類もより燃費が良い全粒粉を使ったものを選ぶのがオススメです。全粒粉だと亜鉛、ビタミンＢ１、マグネシウム、食物繊維も通常の小麦より多くふくまれています。

Part2. 発育を妨げる注意しないといけない食べ物

最近コンビニエンスストアの数がどんどん増えています。石を投げたらコンビニに当たるというほどです。うちの側にも徒歩３分以内に2店舗あり、重宝しています。

しかしこのコンビニ、子どもを魅了するにも関わらず（大人もかもしれませんが）、悪影響がある食べ物・飲み物の宝庫なのです。

カフェイン（緑茶、烏龍茶、ほうじ茶、紅茶、ココア、エナジードリンク）

カフェインに関しては、日本の農林水産省の「個別危害要因への対応（健康に悪影響を及ぼす可能性のある化学物質）」の項目でＨＰにはっきりとこう書いてあります。

■カフェインの過剰摂取に気をつけましょう

眠気覚ましなどをうたってカフェインを添加した清涼飲料水が多数販売されていますが、カフェインの過剰摂取には注意が必要です。飲みすぎに注意しましょう。

■カフェインの人に対する影響

カフェインは、神経を鎮静させる作用を持つアデノシンという物質と化学構造が似ており、アデノシンが本来結合する場所（アデノシン受容体）にとりついて、アデノシンの働きを阻害することにより神経を興奮させます。

コーヒーは、適切に摂取すれば、ガンを抑えるなど、死亡リスクが減少する効果があるという科学的データも知られていますが、カフェインを過剰に摂取し、中枢神経系が過剰に刺激されると、めまい、心拍数の増加、興奮、不安、震え、不眠が起こります。消化器管の刺激により下痢や吐き気、嘔吐することもあります。

長期的な作用としては、人によってはカフェインの摂取によって高血圧リスクが高くなる可能性があること、妊婦が高濃度のカフェインを摂取した場合に、胎児の発育を阻害（低体重）する可能性が報告されています。

このように、カフェインは良くない影響を及ぼすことを国が注意喚起しています。国内のデータは少ないのですが、カフェインをより多く摂取した子どもたちは、より睡眠時間が短かった、というデータがあります。さらに子どもはカフェインに対する感受性が高いとされており、上記のような不安感が増えたり、衝動性が増したり、落ち着きがなくなることが報告されています。

しかし、残念ながら個人差があるという理由から、1日あたりの摂取許容量は日本においても、国際的にも設定されていません。

とはいえ欧州では、長期的・習慣的なカフェイン摂取に関する研究が少なく、不確実性が残るものの、大人と同様、3mg/kg体重/日であれば悪影響が見られないと推測されるとしています。

カナダでは、
4~6歳の子どもでは、1日あたり45mg、
7~9歳の子どもでは、1日あたり62.5mg、
10~12歳の子どもでは、1日あたり85mgとしています。
（参考文献：https://www.canada.ca/en/health-canada/services/food-nutrition/food-safety/food-additives/caffeine-foods/foods.html）

一体、これはどのくらいの量かというと……以下の平均的な市販のペットボトル飲料にふくまれるカフェインの量を見てください。いろいろなメーカーの飲料の平均値です。ペットボトルを一本飲むと、すでに一日の量ギリギリです。

1日に必要な水分量の目安として、だいたい学童期は一日、体重1kgあたり80mℓと言われていますが、これは食事にふくまれる水分量も加味しています。食事にふくまれる水分量は、何を食べるかによって変わってきますが、だいたい1ℓくらいと推測されます。そこから考えると、例えば30kgの子だ

お茶の種類別カフェイン

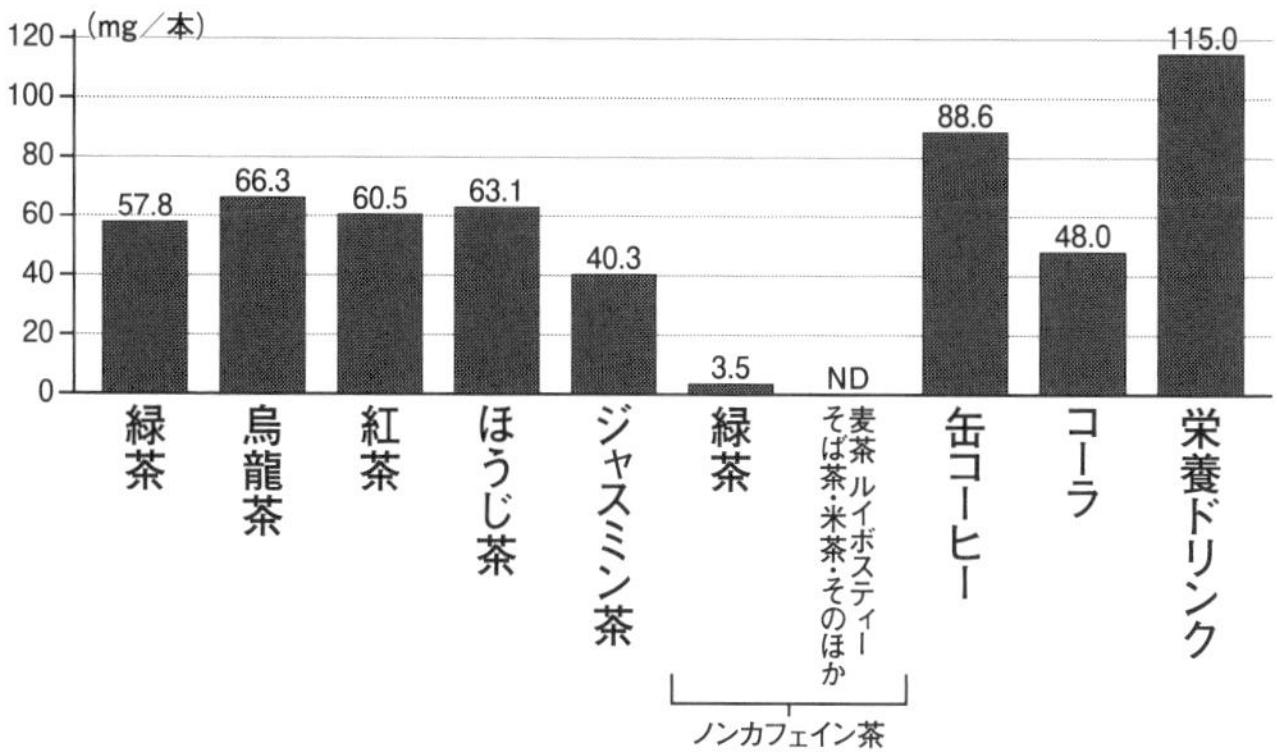

※北海道立消費生活センター「お茶の種類別カフェイン」より。

と、1．4ℓは水分として摂取した方が良いということになります。これはあくまでもだいたいの目安で、一日中うちの中に座っている子と、運動をよくしている子、よく食事を食べる子とあまり食べない子、では異なってきます。

もし、この一日1．4ℓの水分をとるとして、それを全て緑茶やほうじ茶でとっているとすれば、もうすでにカフェインの許容量は超えてしまっているのです。

受験が控えていて、がんばりたいからエナジードリンクを飲む！　などということをすれば、一回でカフェインの量はオーバーです。

飲むと一時的にはなんとなく元気になり、眠気も薄れ、ドキドキ興奮してがんばれるかもしれません。しかし、それはいっときのことで、むしろカフェインが切れてきたときにだるさを感じたり、イライラを感じたりすることもあるのです。

お子さんは、日ごろから知らず知らずのうちにカフェインを摂取していませんか？

実は体に良さそうなココアにもカフェインは入っており、WHOによると紅茶と同等量と考えて良いとされています。

最近では、カフェインを取り除いた〝デカフェ〟のお茶も出ていますし、麦茶やルイボスティーも良いでしょう。

でも、一番簡単で安いのはお水です。

カフェインの少ない生活にすることで、子どもの頭痛やイライラ、衝動性が改善されることもあるので、ぜひ試してみてください。

これは余談ですが、実は娘が小さいとき、夫が「アイスコーヒーを苦い顔をして飲む娘の姿が見たい」と言って飲ませたことがあります。私はカフェインが入っているから止めたのですが、「大丈夫、大丈夫」と飲ませてしまったのです。するとなんと娘は予想に反し、「おいしい」と！　そのままコップ半分くらい飲んでしまいました。

しかし……その日、その後の娘のハイパーっぷりといったらなかったです。夜も興奮しっぱなしで、人が変わったように泣き叫び寝ないのです。

その夜に夫がひと言「もうコーヒーは絶対にあげない」。本当に大変でした……。

菓子パン、アメ、グミ、ペットボトルの甘い飲み物

コンビニに行くと、まず目に入るのがお菓子、そして奥に行けばジュース。子どもたちを魅了するものであふれています。

この菓子パン、アメやグミ、ペットボトルの甘い飲み物に共通するのは、糖質が多いということです。

・菓子パン：菓子パンの中には、多いものだとパン一個に糖質が１００ｇを超えるなどという強者もいますが、さまざまなメーカーのいろいろな商品を見ると、だいたいがパン一個に40ｇ～60ｇの糖質がふくまれています。これは角砂糖13個～20個分です。

・ペットボトル飲料：ポカリスエット５００㎖一本には、糖質が約30ｇふくまれています。これは角砂

糖にすると10個分です。ファンタグレープ1本には糖質が約60g。角砂糖20個分になります。なっちゃん（オレンジ）には約55g。三ツ矢サイダーには約53gふくまれています。

・アメ：これはほぼほぼ砂糖をそのまま食べているようなものです。
・グミ：一般的なグミひと袋には20g〜40gの糖質がふくまれています。

もし、おやつに菓子パンを一個食べて、甘いペットボトルのジュース500㎖を1本を飲んだら、それだけで糖質100gにもなるのです。

例えば砂糖100gなんて、食べようと思ってもなかなか食べられませんよね。しかし、菓子パンやジュースだとあっという間に食べられちゃうから怖いのです。

そして、これらの菓子パン、アメ、グミには、鉄や亜鉛、ビタミン類はほとんどふくまれていません（鉄のアメや鉄のグミとして売っているものは除く）。

とにかく栄養がない糖質だけをとるものなのです。海外ではこれを「エンプティーカロリー」(empty calories）と呼んでいます。つまり〝空っぽのカロリー〟ということです。

また、これらにふくまれている糖質は、体に速攻吸収される単糖類のブドウ糖、果糖や、2糖類のショ糖（砂糖）や乳糖を多くふくむため、血糖値が急激に上がる燃費の悪いスポーツカーになってしまうのです。

海外ではこのような糖質スポーツカーに乗ると、心身ともに興奮状態となり、ギュンギュン走り回ってしまうと言われているため、お誕生日会などで通常より糖質を多くとった子どもたちがハイパー状態になっていると、「糖のせいよね（Sugar rush or suger high)」と親たちはため息交じりにささやき合います。

糖質制限ダイエットをなさっている方は、もうすでにご存知だとは思いますが、本当に身の周りは糖質であふれています。

子どもの手がすぐ届くところに、糖質たっぷりの食べ物がいっぱいあるのです。

近年、肥満の子どもが増えてきています。私はこの肥満が増えている原因には、糖質のとりすぎがあるのではないかと考えています。

では、なぜ肥満になるといけないのでしょうか。日本小児内分泌学会ではこのように説明しています。

肥満は各種の合併症を伴いますが、特に生活習慣病と呼ばれる2型糖尿病、脂質異常症、高血圧などの原因となり、これらは動脈硬化を促進し将来的に心筋梗塞や脳卒中を起こすリスクを高めます（図

6～12歳における肥満傾向児の出現率推移

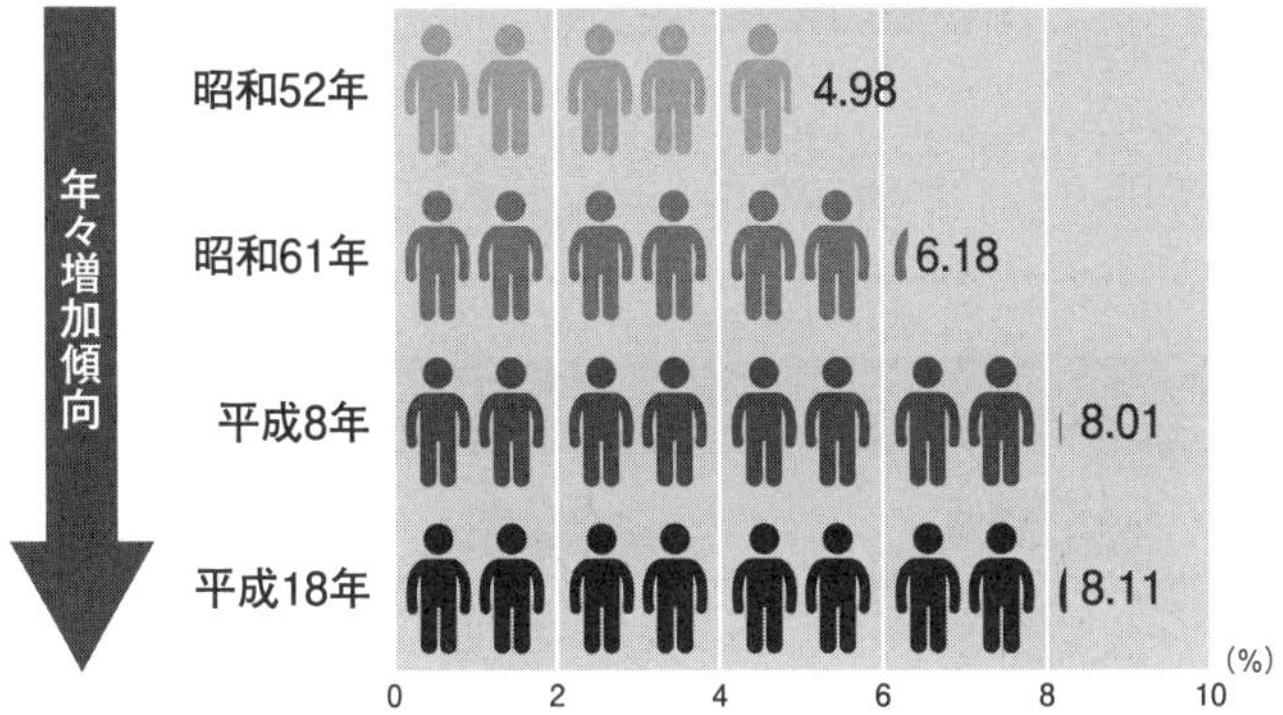

※「文部科学省学校保健統計調査報告書」を参考に作成。

2）。そしてこれら生活習慣病は成人のみならず子どもにおいても見られ、子どもの頃から動脈硬化は進行します。また脂肪肝や睡眠時無呼吸をおこすこともあります。肥満がある場合はこのような合併症を伴っていないかの検査が必要となります。また以上のような合併症を伴っていなくとも膝・腰などに悪い影響を与えますし、肥満の状態を長く続けていることはよいことではありません。子どもの肥満は大人の肥満のもとです。特に年長児の肥満ほど大人の肥満に移行しやすいことがわかっています。思春期の時期になってしまうと、身長が伸びて体格が形成されてしまう事や肥満を引き起こす生活習慣が定着してしまう事から肥満が定着しもとに戻すことが大変難しくなります。小児期でも肥満治療は重要であり、できるだけ早いうちに始めることは重要です（図3）。

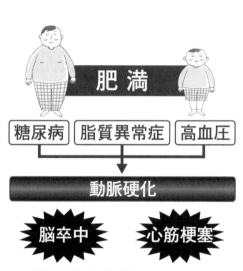

※日本小児内分泌学会HPを参考に作成。

（図2）

つまり「子どもだからいいや」ではすみません。「大人になってから本人がなんとかすればいい」ということでもありません。子どもが成人したときの命に関わる問題なのです。

では、菓子パンやアメやグミと甘いペットボトルジュースをやめて、おやつの時間には一体なにを食べたらいいのでしょう。

放課後、塾に行く前、なにを食べたらエンプティではない（＝空っぽではない）意味のあるおやつになるのでしょう。

肥満児から脱却するには、なにを変えればいいのでしょう。それは4章でくわしくご説明します。

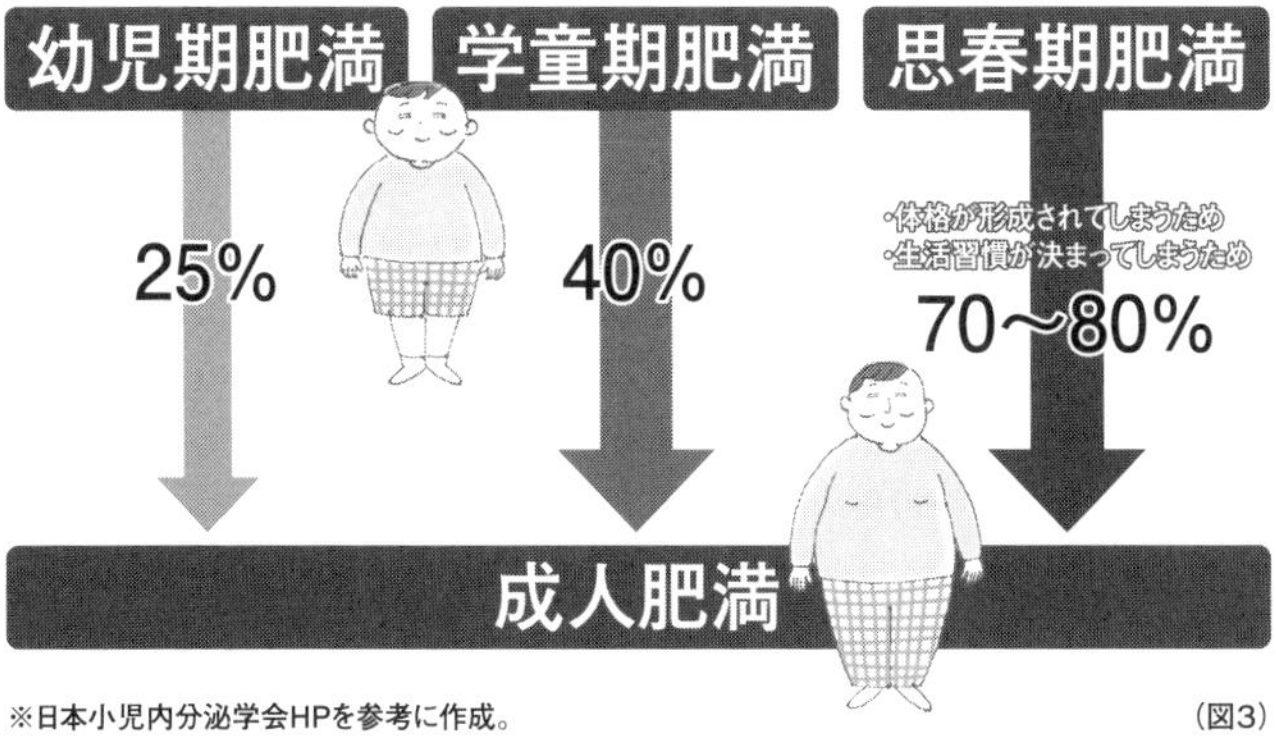

※日本小児内分泌学会HPを参考に作成。

（図3）

番外編
コラム2

本当にそうなの？「食事は三角食べが良い」

よく「三角食べが良い」と言われてきませんでしたか？　この三角食べは、世界を見渡してみても日本独自の話で、日本において学校給食を食べる際に、推奨あるいは指導されてきた食べ方のひとつです。主食ばかり、副菜ばかりを食べ続けず、主食、副菜、牛乳と、三角形になるように順番に少しずつ食べましょうという食べ方です。

実は、私は子どもの頃、三角食べをするように強く言われるのが本当にいやでした。

食べものの味が口の中で混じるのが耐えられなかったのです。なんと言われてもおかずはおかずだけで食べ、ごはんかパンだけで食べ、最後に牛乳を飲んでいました（でも、ちゃんと残さず食べてましたよ）。ただ一度、担任の先生に、「パンを口に入れたあと、そのまま口に牛乳を入れなさい」と強要され、吐きそうになったことがあり、本当に苦痛だったのを覚えています。

三角食べを良いとする理由としては、少しずついただくので途中でお腹がいっぱいになった場合でも「栄養のバランスがとれる」とか「硬さの異なる食べ物を交互にいただくので噛む回数が増える」ということがあるようで、特におかずと主食を一緒に口の中に入れて食べることで、「口の中で料理を混ぜ合わせる、口内調味」という日本独特の食べ方ができるというのが特徴です。つまり、例えばおかずを口に入れて、そしてそのまま口を開き、ごはんを口に入れるということです。

これは私個人の意見ですが、食べものは一度口に入れたら食べ終わるまで口を開けずにいただき、食べ物を混ぜ合わせることなく、素材それぞれの味を楽しむのが良いと考えています。しかし一方で、口の中で混ぜ合わせて食べるという日本独自の教えはほかにない文化のため、大切にしたいとも考えています。

栄養学的に見て、三角食べが優れているかどうか？　と聞かれたら、答えは、出していただいたお食事を全て食べてしまえば同じ、です。ただ、おかずとご飯を一緒に食べたくなるということは、おかずの味つけが濃いということですから、塩分過多の可能性が考えられますし、おかずの量によっては必要以上にごはんの量を食べてしまう、ということもありえます。そうなると1日に必要な塩分や糖質の量を超えてしまうこともありうるため、データは見つけられていませんが、栄養学的に良くない、となる可能性はあるかもしれません。

また、野菜を先に食べた方が良い「ベジファースト」という考え方が最近ありますが、これは、野菜を先に食べることで食後血糖値の上昇を抑えることができるという考えのもとにある食べ方で、実際に血糖値の上昇をゆっくりにするという報告は散見します。

では「野菜先食べ」と「三角食べ」と、血糖値の上昇に違いはあるのでしょうか。これはある成人においての研究ですが、同じ食事を「野菜先食べ」、「ごはん先食べ」、「三角食べ」という違った食べ方でとったときの、食後血糖値の変化を比較検討したものがありました。それによると、「野菜先食べ」は「三角食べ」や「ごはん先食べ」より食後血糖値の上昇を防ぐ効果があることが示唆され、一方「三角食べ」は食後血糖値の上昇はあるが、食前の血糖値に戻ったのは「野菜先食べ」と同様、との結果でした。

ここから考えると、食後の血糖値をゆるやかにして肥満を予防したり、食後の空腹感の時間を短くしたりするためには、「三角食べ」より「野菜先食べ」がより適している可能性はあるかなと考えています。

また、もし食事の時に「三角食べ」や「口内調味」を強要されて、いやな思いをしながら食べ

各食べ方の血糖値上昇の変化

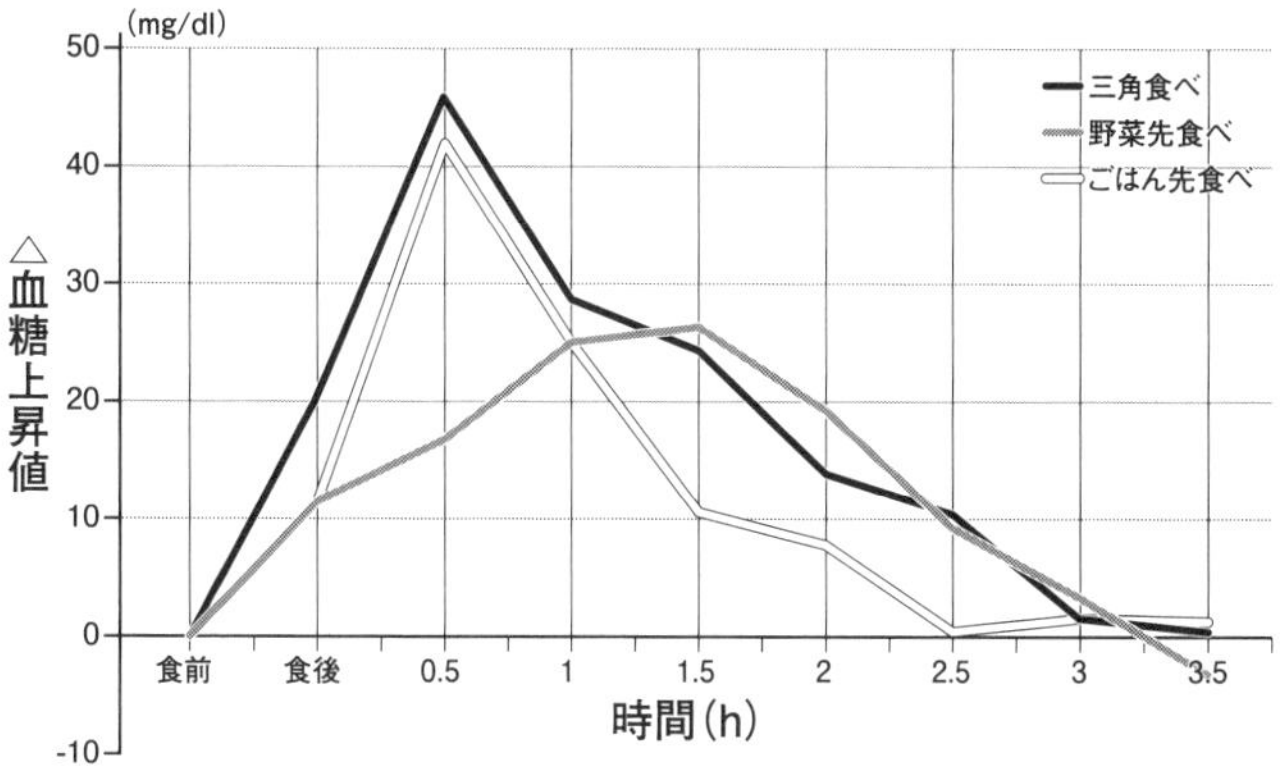

ていたとしたら、それはあまり良くないかもしれません。

ごはんをおいしく楽しく食べると、ハッピーホルモンの「セロトニン」が分泌されます。このセロトニンが消化酵素の働きを助け、より栄養の吸収率も上がります。そしてこのセロトニンは、睡眠ホルモンのメラトニンに変化するので、夜も質の高い眠りが得られます。ですから、お食事の場は楽しいものにしたいですよね。

三角食べをしていれば、食べ残した時に最終的な栄養バランスはとれますが、もとからたくさん食べられない子の場合は、そもそも食べ残さないくらいの量を用意するのが良いと私は考えています。お給食の場合、盛りつける量も少し調節ができると思うので、担任の先生と相談してみてください。足りなければおかわりをすればいいのです。

偏食傾向のある子の場合、少なめで用意しておけば「これくらいの量なら食べられる」というやる気につながりますし、食べられたら「全部食べられた！」という自信にもなり、偏食が改善されるきっかけにもなることがあります。

今後、より国際社会に子どもたちが出ていくことを考えたら、食事の時に気をつけたら良いと思われることは、ふたつあります。

ひとつ目は、「口を閉じて食べること」。

日本には「口内調味」という文化があるためか、口の中のものが相手に見えるということに関して寛容な方もいるようで、大人でも口にものが入ったまま話す人をよく見かけます。

しかし、これは海外ではマナー違反として考えられています。

私は子どものうちから、いったん口に食事を入れたら食べ終わるまで開かない、という習慣をつけたほうが良いと考えています。一方「口内調味」という日本独自の文化があるということは伝えつつ、家庭で丼ものなどを作った際などに教えていくと良いのではないでしょうか。

ふたつ目は、「姿勢良く食べること」。

これは、私自身も気をつけなければいけないなと日々反省していることですが、背筋を伸ばして足を床にしっかりつけ、姿勢良くお食事をいただくということです。姿勢が良ければ、自然とひじもつきませんし、お茶碗も持って食べるようになります。見た目も素敵ですよね。

このふたつをしっかりすると、同時に子どもの品格も上がるので、おすすめです。

日本独自の「三角食べ」という文化があるということは大切に伝えつつ、それにこだわりすぎず、野菜をいただき、食事をしっかり楽しくきれいに食べられたという子どもの達成感に目を向けてみるのはいかがでしょうか。

（参考文献：低Glycemic Index食の摂取順序の違いが食後血糖プロファイルに及ぼす影響：糖尿病 52(2):96-101,2010／料理の食べる順番と血糖値の違いについての検討：日本未病システム学会雑誌 22(1):64-67,2016)

第3章

今すぐできる手間いらず食事術

手間ひまかけずに最大限の栄養をゲット！最強のレシピ・アイデア集

ここからは、「お手軽・簡単・手間いらず」でありながら、発育期に非常に有効となる食べ方を紹介していきます。

忙しい人でも今すぐトライできて、最大限の効果が期待できる、そんな超簡単な最強のレシピ・アイデア集です。

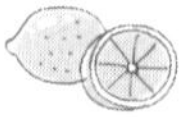

レモンを使う

鉄には吸収が良いヘム鉄と、そうでない非ヘム鉄があるのはお話ししましたね。この非ヘム鉄の吸収を良くするのがビタミンCなのです。レモンにはクエン酸もふくまれており、このクエン酸が鉄だけでなく、カルシウムや亜鉛の吸収も助けます。

しかし、市販のレモン飲料には、先ほどお話しした糖質が多くふくまれているものが多いのです。そこでおすすめなのが、レモンそのものをしぼって食べ物にかける、ということです。

かけるものはお好きなものでいいのですが、サラダをはじめ、ゆでた肉や焼き魚、オイルベースやクリームベースのパスタ、お豆腐、塩ベースの野菜炒めにもよく合います。

実際やってみると、結構いろんなものに合うんですよ。

レモンをかけることによって、味に深みも出るので、今まで味が足りないと思い、塩やお醤油をかけていたであろうところをレモンに変えると、塩分摂取も減らすことができ、一石二鳥です。

レモンを水にしぼってレモン水にして、食事の時に一緒に飲んでも良いでしょう。ただ、レモン水を食事の最後に飲んで終わらせてしまうと、口の中が酸性に傾き、歯の表面が酸性になることでエナメル質を傷つける恐れがあるので、レモン水を食事の時に一緒に飲んでいた場合は、普通の水や牛乳などを最後に飲んだり、水でうがいをしたりして、酸を落とすようにすると良いでしょう。

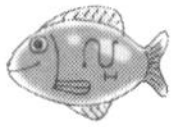

鉄の塊を料理する時に入れる

「ラッキーアイアンフィッシュ」って聞いたことありますか？ 以前、テレビなどで取り上げられ、話題になったこともあるので、ご存知の方もいらっしゃるかもしれません。

このラッキーアイアンフィッシュ、なんてことはない、魚の形をしたただの鉄の塊です。でも、この鉄の塊が世界の多くの人を救っているのです。どのようにして使うかというと、調理をする時にお鍋の中に入れて10分一緒に煮るだけです。なぜラッキーなのかというと、それだけで鉄欠乏が防げる、もしくは改善されて、元気になるからです。

世界では20億もの人々が鉄欠乏性貧血で苦しんでいます。しかし、衛生面や宗教面、そして思想の面から肉類が食べられない人たちがたくさんいます。サプリメントが買えない人たちもたくさんいます。そのような人たちに鉄をとってもらうために作られたのが、このラッキーアイアンフィッシュなのです。

ラッキーアイアンフィッシュの場合、一個購入すると自分にひとつ届くだけでなく、発展途上国の人に1個届くという仕組みがあります。自分だけでなく、世界のどこかの知らないだれかも救えていると思うと、なんだかうれしい気持ちになりますよね。さらに、これはカンボジアで作られているのですが、その全てがカンボジアの方の手作業で行われており、現地の雇用のサポートもできるのです。

日本にも南部鉄器など、昔は鉄の調理器具が広く使われていました。そのため鉄欠乏性貧血は昔の方が少なかったのです。しかし今、テフロン加工をやめて鉄のフライパンを使えと言われても、手入れもよくわからないし、重いし、なかなか大変です。

しかし、鉄の調理器具を使わなくとも、日本でもラッキーアイアンフィッシュのような鉄の塊がいろいろな形で販売されています。これを料理の時に入れて、一緒に煮るだけで、鉄が補給できるというわけです。

おみそ汁を作る時、一緒に鉄を入れて煮るだけで鉄は補給されます。

その時に、鉄が体に大事だという話や、カンボジアってどこにあるんだろうと世界地図を出して見たり、発展途上国の現状をお子さんと一緒に勉強してみたり、会話のきっかけにしてみるのも良いのではないでしょうか。

(ラッキーアイアンフィッシュ：https://luckyironfish.com)

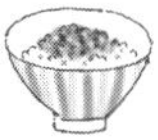

ベビー用や介護用のふりかけを使う

実は、ベビー用や介護用のふりかけには鉄や亜鉛がふくまれているものが多くあります。

ベビー用のふりかけの利点は、塩分がかなり抑えられているということです。介護向けのふりかけもひと袋中の塩分は0.2g～0.3g程度とかなり少なくなっています。

大きな袋から好きなだけかけると塩分過多になりがちですが、個包装になっているものであれば、そこまで気にすることはないかもしれません。

鉄入り、亜鉛入りのふりかけをぜひ使ってみてください。子どもたちだけでなく、お母様たちもぜひ。おいしく手軽に鉄や亜鉛の補給ができます。

・赤ちゃんのお野菜ふりかけ

鉄……1.6mg／DHA……0.8～2.2mg／Ca……83mg／Na……27～28mg

・ｆｏｏｄ ｃａｒｅ．ｊａｐａｎの介護用ふりかけ
鉄……１．２mg／亜鉛……２．４mg／Ｎａ……81～１３５mg

・ヘルシーフード　ふりかけ鉄之助
鉄……３mg／亜鉛……１．２mg／Ｎａ……68～１２４mg

・一般的なふりかけの代表：のりたま
Ｎａ……１２０mg

正直、私としては、なぜ子ども向け、一般向けでこのような商品の流通がないのか理解ができません。今後一般向けにも、もっと広く販売されると良いなと願っています。

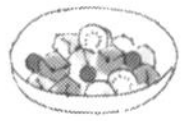

フルーツはそのまま食べる ドライフルーツや冷凍フルーツも

果物はむかなければならない、ということが理由でなかなか食べない、というご家庭もあると思い

ます。そのままパパッと食べられると楽ですよね。

とれたままのフレッシュな果物をいただくのもいいのですが、ドライフルーツや冷凍フルーツを使うという手もあります。

ドライフルーツや冷凍フルーツで食べる場合、なんとなく栄養価が下がってしまう感じもしますが、実際どうなのでしょうか。

まずドライフルーツの場合の栄養価についてです。

下の表は、100gあたりの栄養素の比較になります。

エネルギーは水分がなくなっている分、およそ6倍ほど増え、ビタミンCはほぼなくなりますが、カリウム、カルシウム、鉄、亜鉛、βカロテン（ビタミンA）や食物繊維は

主な果実の生と乾燥した状態での栄養素の比較

		エネルギー	カリウム	カルシウム	鉄	亜鉛	β-カロテン当量	葉酸	ビタミンC	食物繊維
あんず	生	36kcal	200mg	9mg	0.3mg	0.1mg	1500μg	2μg	3mg	1.6g
	乾	288kcal	1300mg	70mg	2.3mg	0.9mg	5000μg	10μg	Tr	9.8g
いちじく	生	54kcal	170mg	26mg	0.3mg	0.2mg	18μg	22μg	2mg	1.9g
	乾	292kcal	840mg	130mg	1.4mg	0.6mg	40μg	11μg	Tr	10.9g
かき	甘・生	60kcal	170mg	9mg	0.2mg	0.1mg	420μg	18μg	70mg	1.6g
	乾	276kcal	670mg	27mg	0.6mg	0.2mg	1400μg	23μg	2mg	14.0g
プルーン	生	49kcal	220mg	6mg	0.2mg	0.1mg	480μg	35μg	4mg	1.9g
	乾	235kcal	480mg	39mg	1.0mg	0.5mg	1300μg	3μg	0mg	7.2g
バナナ	生	86kcal	360mg	6mg	0.3mg	0.2mg	56μg	26μg	16mg	1.1g
	乾	299kcal	1300mg	26mg	1.1mg	0.6mg	840μg	34μg	Tr	7.0g
ぶどう	生	59kcal	130mg	6mg	0.1mg	0.1mg	21μg	4μg	2mg	0.5g
	乾	301kcal	740mg	65mg	2.3mg	0.3mg	11μg	9μg	Tr	4.1g

※日本食品成分表を参考に作成。

凝縮され、栄養価が下がることはありません。

加えてドライフルーツは、よく噛んで食べないといけないという利点があります。日本医療研究開発機構による研究で、よく噛むことが成長期の知覚・記憶・学習・思考・判断などの認知機能の発達に重要な役割を果たす可能性があることが２０１７年に発表されました。

（参考文献：https://journals.sagepub.com/doi/10.1177/0022034517708771）

以前から栄養価が高いが柔らかく、咀嚼回数が少なくてすむ加工食品が増えてきたことにより、あごの発達が十分でない、つまりあごが小さい子どもが増えてきていることが指摘されていました。あごが小さくなると歯並びが悪くなり、それが虫歯の原因になり、その虫歯があるために柔らかいものを好む、という悪循環が起こります。

しかし歯並びだけではなく、成長期の子どもたちがもっとも伸びる学習や記憶、判断力にも、咀嚼機能の強化とその維持が重要な役割を果たしているというのです。今回の研究はラットにおける研究であり、人の場合がどうであるかは、今後さらなる研究が必要ですが、噛む力が落ちることで明らかに脳の神経レベルで学習機能が低下しており、しっかり噛む力を鍛え、そして鍛え続けることが良い影響を及ぼす可能性があるということは言えそうです。

また、咀嚼回数が増えることで満腹中枢が刺激され、過食を防いだり、唾液が増えることにより虫歯や口臭が減ったりするというのはよく知られていることかもしれません。

子どもたちには、鉄や亜鉛、ビタミンA、そして食物繊維をふくむ栄養価の高いドライフルーツをよく噛んで食べさせ、頭をしっかり働かせましょう。

次に冷凍フルーツの栄養価です。

冷凍フルーツだと栄養価が落ちそうなイメージがありますが、実はフレッシュなフルーツでも栄養価は落ちているのです。例えば、フルーツではありませんが、グリーンピースは収穫後24〜48時間経つと、ビタミンCが半分以上なくなります。

カリフォルニア大学で行われた、8種類のフルーツや野菜（とうもろこし、ブロッコリー、ホウレンソウ、にんじん、まめ、グリーンピース、イチゴそしてブルーベリー）について、生のものと冷凍のものの栄養価の比較をした研究があります。それによれば、生でも冷凍でも栄養価はほとんどかわらなかったと結論づけられています。

むしろビタミンCは、冷凍のとうもろこし、冷凍まめ、ブルーベリーにおいて、より多くふくまれていたそうです。

ほかの論文でも、同様のフルーツと野菜において、鉄や亜鉛、マグネシウム、カルシウムや食物繊維などの栄養価は、生のものでも冷凍したものでも変わらない、とされています。

アメリカのＦＤＡ（食品医薬品局）でも、冷凍フルーツは生のフルーツと同じ栄養価を持つとしたうえに、保存面ではより冷凍フルーツの方が優れていると発表しており、冷凍フルーツに関してはどの研究においても栄養が落ちたり腐る心配もなくいただける、優秀な食材だと認められていると言えるでしょう。

最近では、コンビニエンスストアでも手軽に冷凍フルーツが手に入ります。

朝ごはんに無糖ヨーグルトと一緒に食べたり、冷凍フルーツそのものをアイス代わりに食べたり、生活の一部になるようにとり入れてみましょう。

不足しがちなフルーツは、季節のものはそのままで、ドライフルーツや冷凍フルーツは通年いつでも、朝食やおやつに組み込み、習慣づけて食べるようにしましょう。

(参考文献：https://affi.org/research/uc-davis-study/)

(参考文献：https://newsnetwork.mayoclinic.org/discussion/mayo-clinic-minute-benefits-of-flash-frozen-produce/)

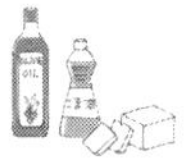

使う油をオリーブオイルとごま油とバターだけにする

油は、どの油を使うかで悩むところですが、前章でも述べたように、いまだ研究段階のものも多い、というのが現状です。昨日まで良かったはずのものが、実は体に害だったということにもなりかねません。

しかし、オリーブオイルに関して言えば、ほぼ研究がし尽くされており、オリーブオイルが悪い影響を及ぼす可能性は極めて低いと言えるでしょう。

オリーブオイルは熱にも強く生でもいただけ、値段にも少し幅があります。炒め物や揚げ物など普段使いには、気がねなく使えるわりと安価なものを、パンにつけたりサラダにかけたりそのままいただくものは、少しぜい沢をして香り豊かなエクストラバージンオイルを少し、という形で使い分けるといいかもしれません。

ごま油とバターは少量を風味づけに、料理の最後のアクセントとして使うといいでしょう。

いくら良い油を選んでも、酸化させてしまっては意味がありません。油は酸化が進むと分解され、それがくっつくことで重合体という別のものを形成します。これが、とにかく体に悪影響を及ぼします。胸焼けや嘔吐、さらには動脈硬化などの老化をもたらすのです、

それを避けるためにも、油はこの3種類だけに決め、開封したら早めに使い切り、使い回しをせずに新しいものを使うようにするといいですね。

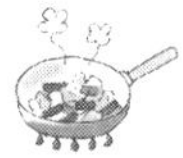

野菜を炒めてからみそ汁を作り、すりゴマを足す

先ほど鉄の塊のところでも話したように、おみそ汁を作るとき一緒に鉄の塊を入れて具材をゆでると、日々鉄分を知らず知らずのうちに摂取できます。

そのおみそ汁も、具材をゆでる前にまず少量の油で炒めてから、そこにお水を足してゆでるのがオススメです。

濃い色の野菜にはβカロテンが多くふくまれるため、油と一緒に摂取すると吸収が良くなり、しかも、この野菜をそのままゆでて調理することにより、水に溶け出した栄養分も捨てることなく、汁ごと摂取できます。

また、すりごまを足すことにより、ごまの栄養分の骨を作るカルシウム、ミトコンドリアデパートを働かせる鍵のビタミンB1、骨を作るもう一つの大事な元素のマグネシウムを日々少しずつですが、摂取することができるのです。

オススメのおみそ汁は、にんじんと小松菜と油揚げとお豆腐のおみそ汁です。にんじんや小松菜を少量のオリーブオイルとともに弱火で炒め、少し火が通ったらそこに鉄の塊と水と出汁（パックタイプのもの）を入れ、具材が柔らかくなるまで軽くゆで、さらに油揚げやお豆腐などまめ類を足し、おみそを入れ、最後にすりごまを入れて完成です。

あらかじめ炒めているのでゆでるのに時間もかからず、鉄、亜鉛、ビタミンA、マグネシウム、カルシウムなども豊富にふくまれ、栄養分も効率よく摂取できます。

炒めたりすりごまを入れることで味に深みも出て、入れるおみそもいつもより少なくすみます。

白米にもち麦を足す パスタ・パンを全粒粉入りにする

白米にもち麦を足すだけで、摂取できる栄養価も食物繊維もグッと上がります。それだけでなく、もちもちした食感になることで噛む回数も増えるので、頭もよく働くようになります。また例えば十六穀米など、ごはんの色が変わると嫌がるお子さんもいらっしゃるのですが、もち麦の場合は見た目がほとんど変わらず、色味も変わらないので、あまり気づかれずに栄養価だけ上げることもできます。

具体的にどのようにもちむぎを足すかというと、とても簡単です。

もし3合炊くとすれば、2合を白米、1合をもち麦にします。

まず白米だけ研いでおき、その上からもち麦を足します。

水は3合と同じ分量だけ入れ、炊きましょう。

炊飯器はメーカーによって多少水加減が変わるかもしれないので、適量は各自探してみてください。

そして、パスタ・パンですが、全粒粉入りのものが増えてきています。少しざらりとした食感になることが多いので、お子様によっては嫌がる子もいるかもしれませんが、慣れればなんてことはないので、根気強く続けてみることです。

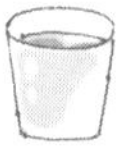

飲み物を水にする

これも今日からすぐ変えられます。

真夏の暑いときや激しい運動時などの熱中症予防の時はこの限りではありませんが、日常で基本的に飲む物を水にします。

前章でご説明したように、成長期の子どもたちにとって、カフェイン飲料はなるべく避けたい飲み物です。さらに、ペットボトル飲料の砂糖も問題です。

では、何を飲めば良いかというと、「水」です。日本は浄水技術が進んでおり、それを運営してくださるみな様の努力により、蛇口をひねるだけで安心・手軽に水が飲める環境にあります。このありがたい環境に感謝しつつ、日々お水を飲みましょう。

ペットボトルのお水も、お茶や甘いジュースより安く買えることが多いです。何も高いお金を出して、子どもの発達を妨げるものを買うことはありません。

カフェインもなく、糖質もなく、安いお水が一番良いのです。

お水はどこから来て、どのようにきれいにされ、自分たちのもとに届くのか、地域によって味に違いがあるのはどうしてなのか、なぜ蛇口から出るお水が飲めない国があるのか、それによってどのような病気が引き起こされることがあるのか、どうしてカフェインが体によくないのか、どうして甘い飲み物が体によくないのか、そのようなことを親子で話をしたり調べたりしながら、飲み物に対する関心を高めるのもいいかもしれませんね。

知ることで、お子さん自身が納得し、すすんでお水を飲むようになるからです。硬水だとお腹がゆるくなる子もいるでしょうし、飲みにくさもあると思うので、自分に合ったお水探しも楽しいかもしれませんね。

番外編
コラム3

本当にそうなの？「マクロビオティックは体に良いので子どもも一緒にするのがいい」

「マクロビオティック」って聞いたことはありますか？

ご存知の方も多いかもしれませんが、「Macrobioti」という名称から海外のものかと思いきや、実は日本発祥の栄養指導なのです。

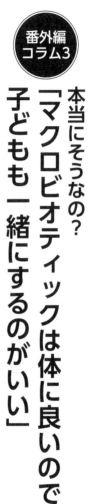

「マクロビオティックは、従来の食養に、桜沢如一（1893〜1966）による陰陽の理論を交えた食事法ないし思想である。長寿法を意味する。玄米、全粒粉を主食とし、主にまめ類、野菜、海藻類、塩から組み立てられた食事である。身土不二、陰陽調和、一物全体といった独自の哲学を持つ」とウィキペディアでは説明されていました。

この「身土不二」というのは、地元のもの、風土に適したものを大切にいただく、というものだそうです。季節の変化を感じながら、その土地でとれるものをおいしくいただくという考えです。
「陰陽調和」とは、食べ物には陰陽があると考え、それをバランス良くいただくということです。
「一物全体」は、食べ物の命を丸ごといただくという考えで、食べ物を捨てることなくすみずみまで大切にいただきましょう、という教えです。

さらに、食べ物をよく噛み、感謝の心を忘れずに、命をいただく、というのがマクロビオティックの基本になる栄養指導なのです。

私はこの考えはすばらしいと思います。日常忘れがちな、「命をいただいている」ということを考え、食べ物を無駄にせず、余すところなくいただくのは、とても大事なことだと思います。

そしてその考え方だけでなく、がん予防や、糖尿病の方の治療食としても優れているとして、成人領域では良い報告が散見しますが、果たして子どもにとっても良い栄養方法なのでしょうか。

下の図はマクロビオティックの献立バランスなのですが、たまご、肉類、乳製品、魚類はふくまれていません。
また、ときどき食べて良いものには左の表のものがあります。

この場合、どうしても不足してくる栄養素があります。鉄とビタミンDとビタミンB12です。
海外で検討された大規模な研究では、これらのミネラルやビタミンが低くなるとの報告があり、明らかに体格が小さくなるとの報告や、貧血症状を認め、落ち着きがなく学習能力が下がる可能性が示唆されています。

マクロビオティックを通して、せっかく良いことを子どもにしようとしているのに、これでは本末転倒ですよね。

マクロビオティック献立バランス表

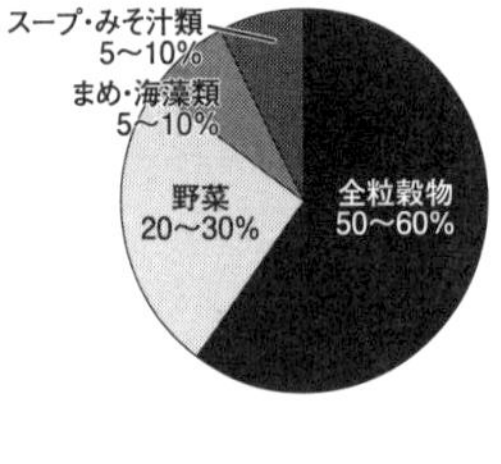

全粒穀物(50%〜60%)
玄米、大麦、雑穀、オートミール、とうもろこし、ライ麦。そば、うどん、パスタなどの麺類。

野菜[温帯産](20%〜30%)
日本が位置する温帯産の野菜。葉菜、根菜、円形の野菜(かぼちゃ、ブロッコリー、キャベツ)。

豆類・海藻類(5%〜10%)
小豆、ひよこ豆、レンズ豆、黒豆、豆腐、のり、わかめ、昆布、ひじきなど。副菜には、塩や醤油などで味つけをした豆や海藻を使ったものを入れるようにする。

スープ・みそ汁(5%〜10%)
みそ汁やおすましなど。季節の野菜や海藻、まめなどを入れる。

マクロビオティックの食事を子どもにも取り入れたいと考えた場合、栄養に詳しい医師と相談しながら、適切なサプリメントで補充をして、ビタミンの欠乏によって引き起こされる不利益がないようにしましょう。

子どもにマクロビオテックの献立をすすめる上で、気をつけていただきたいことは、ほかにもいくつかあります。

〈エネルギーも足りない〉

子どもの場合、ボリュームをたくさん食べられないことが多いので、全体的にエネルギーが足りなくなる恐れがあります。

「鉄と亜鉛ＤＡ」の栄養素は、肉類、魚類、たまご、乳製品に多くふくまれており、それも体に吸収されやすい形になっています。大人と比較して、もともと少量しか食べられない子ども

ときどきは食べて良いもの

魚介類	養殖でない白身魚、川魚。鯉など。
季節の果物	熱帯産のものは避け、オーガニックな温帯産の旬のものを。
種実類	ナッツと種子類。くるみ、松の実、栗、ごまなど。
デザート	麦あめ、米あめ、甘酒などの甘味を用いて、果物や寒天などを合わせて。砂糖は使わない。
飲み物	ミネラル分の多い、良質の水でいれたお茶。刺激や香りの強すぎないもの。番茶、茎茶、麦茶など。
調味料	伝統的な製法で作られたもの。調味料は自然海塩、天然醸造しょうゆ、みそ。油は、ごま油、菜種油。薬味は、大根、しょうが、レモン、ねぎなど。

たちにとって、成長に欠かせない栄養を効率よく摂取できる食材です。

同様の栄養素をまめ類、穀物類から摂取するには、ある程度のボリュームを食べる必要があったり、ビタミンCを多くふくむ食材を積極的に食べる必要があったりします。したがって、「よし今日からマクロビオティックにしよう」と今までの食生活から変える場合は、しっかり説明した上で子どもの理解のもとに始める必要があります。場合によってはサプリメントも使う必要があるので、子どもがマクロビオティックの栄養法を選択するには、工夫や努力と理解が必要であるということです。

そして小学生の場合、学校給食のところが多く、給食 はマクロビオティックとはまた違いますから、本人だけではなく、学校などの周囲の理解も必要になります。

以前、ご両親がマクロビオティックなので、「子どももそうしたい。学校で肉・魚・乳製品・たまごのない給食を提供するには、アレルギー指示書が必要と言われたため、アレルギー指示書を書いてください」とお願いされたことがあります。

しかし、アレルギー指示書は、その名の通りアレルギーがある場合の指示書になるので、「マクロビオティックはアレルギーとは違うためお書きできません」と丁重にお断りいたしました。

学校給食で、肉類、魚類、乳製品なしで作ってもらうというのは、お子さんがアレルギーだったとしてもかなり難しいです。

ましてやマクロビオティックは、アレルギーではなくその家族の「方針」なので、給食での対応はよほどの理解がないと、まず困難であると考えていただきたいと思います。

ご家族と学校との間でよく話をしていただき、お弁当での対応にするなど、お互いの妥協点を見つけていただくのがいいかなと私は考えます。

もし、お弁当での対応にした場合、次は子どもの理解が本当に大事になってきます。みんなが給食なのに、アレルギーでもないのに、自分だけ食べられない。そしてもしお友だちと一緒に遊んだ時、外のレストランなどで食べることになったときでも、メニューが限られてきます。お肉、魚、乳製品の食事であふれていますから、なかなかお友だちと外食も難しいでしょう。

なんで食べないの？　なんでみんなと違うの？　なんで一緒にごはんを食べないの？

と、イジメの対象にもなりかねません（もちろん、いじめる方がよくないのはわかっています）。

大人になったら、そして強い精神力を持っていれば、人の考えも尊重できるでしょうし、マクロビオティックの良い面を理解もできるでしょう。必要なエネルギーと栄養を摂取するためにある程度のボリュームを食べ、サプリメントを摂取するということもできると思います。しかし、小学生にそこまで考えることができるでしょうか。

食の面での不安やトラブルは、その時だけでなくその後に拒食症や過食症を引き起こすこともあり、本当に難しい問題にもなり得ます。

子どものことを想ってマクロビオティックを選択しているとしても、それが子どもにとってマイナス面が大きくなるようでは本末転倒ではないでしょうか。子ども自身が喜んで、自分から納得の上でその食事法を選択している、もしくは選択できるほどの学年になった場合のみ、子どもと一緒にできる食習慣ではないでしょうか。

私はマクロビオティックの根本の思想である、「季節を感じながらその土地でとれる旬の食べ物を感謝しながらいただく」、という考えには共感しますし、みんなが忘れてはいけない大切なことだと思います。その思想は大事にしながら、子どもの気持ちも尊重し、栄養のバランスに気をつけて、うまく付き合っていけたら良いですね。

第4章

おやつの新常識!

「アクマおやつ」とさようなら

日本の常識は世界の非常識!?
「おやつ＝甘いもの」は大間違い 正しい「おやつ＝補食」の選び方

みなさんのお子さんたちは、おやつを食べますか？　そして、なにを食べていますか？

ぐんぐん成長する学童期の子どもたちには、前章まで述べたようなエネルギーや栄養が欠かせません。

しかし、一日3食ではこのエネルギーや栄養を補いきれないことがあるので、それらを満たすために「おやつ」が必要なのです。栄養を補うものなので「補食」と呼ぶこともあります。

そう考えると「発育期の子どもたちにとっておやつは悪ではなく、むしろ必要不可欠なもの」と考えて良いでしょう。

では、冒頭の質問に戻りますが、おやつになにを食べさせていますか？　ちゃんと正しいおやつをあげていますか？

最近、肥満の子どもが増えてきているのが問題になっていますが、私はこの肥満の原因のひとつに「おやつの選択の間違い」があると考えています。

この章では、日本のおやつに関する現状と、より子どもの発達をうながすために、今からできるおやつの改革、そしてコンビニやスーパーで買える、手間のかからない「おやつとして最適な食べ物」を紹介していきたいと思います。

〈おやつに関する現状〉

・今の日本は「アクマ」のおやつであふれている

子どもたちがおやつを買いに行く時、どこに行きますか。スーパーマーケット？　昔ながらの駄菓子屋さん？　手軽に、手近で行けるとすると、コンビニで買う人も多いのではないでしょうか。

実は、今子どもたちの周りには、「アクマ」のおやつがいっぱいあるのです。
この「アクマ」というのは、

ア：甘い
ク：空っぽの
マ：丸のみできちゃう噛まないおやつ

というものです。

具体的には、アメやグミ、菓子パンや甘いペットボトル飲料などを指します。
これが子どもたちを、悪い方へ、悪い方へと導いているのです。

ア：甘い＝糖質が多い

甘いということは「糖質が多い」ということです。

糖質は、脳や体を動かすエネルギーになるので、もちろんなくてはならないものです。

しかし、アメやグミや菓子パン、ペットボトル飲料にふくまれる糖質は、体に速攻吸収される単糖類のブドウ糖、果糖を多くふくむため、血糖値が急激に上がります。そして、急激に下がるのです。

急激に血糖値が上がると人は興奮状態になりますし、急激に下がると、ぐったりと脱力状態になり、耐えられない眠さに襲われるこ

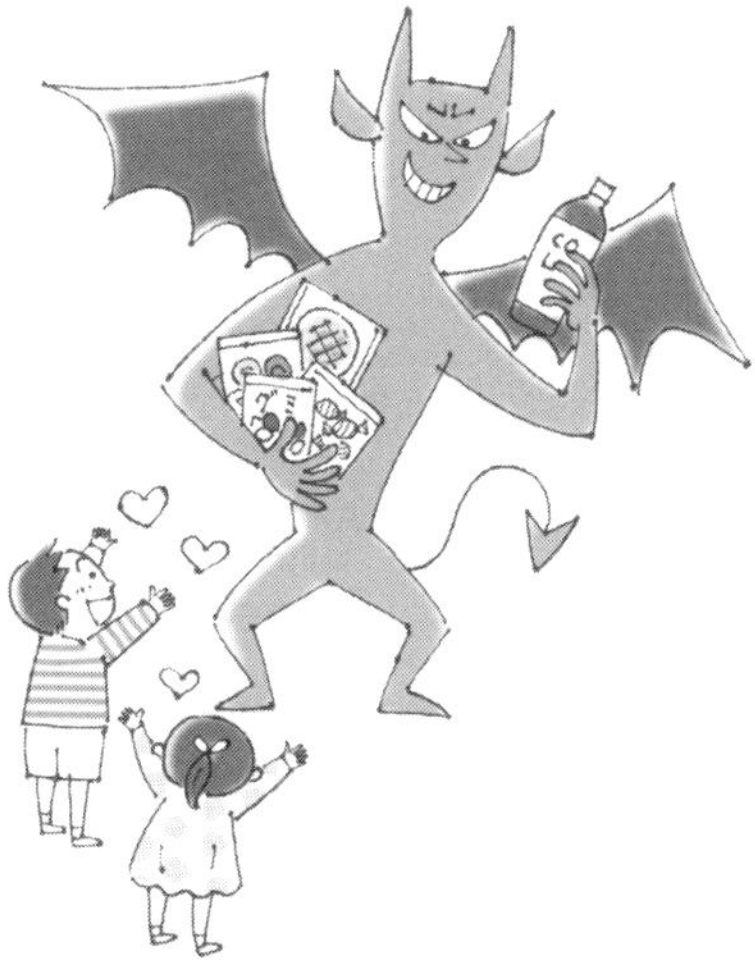

とがあります。

つまり、ガソリンをたくさん使う燃費の悪い急発進・急停車するスポーツカーのようになってしまうのです。

前の章でも触れましたが、海外では、このような糖質がたくさんふくまれたおやつを食べて興奮状態に陥った姿を見て、「糖のせいよね（Sugar rush or suger high)」と表現します。

このように、たくさんの糖質を大量に食べるということが、いかに良くないことかが、かなり知られているのです。

ここで私が心配しているのは、日本にはたくさんの糖質を一気にとるのが良くないということも知らずに、ドンドン食べてしまっている子どもが多いのではないか、ということです。特にペットボトル飲料なんて、糖質をがぶ飲みしているようなものなのです。

少し前に日本でも欧米でも大ヒットした書籍に、『果糖中毒』という本があります。この本でも糖質のとりすぎが世界的肥満の根源であると断言しており、なかでも「果糖」が良くないとしています。

一般的によく使われている砂糖（ショ糖）は、ブドウ糖と果糖が組み合わされてできているものですから、「果糖」と記載がなくとも砂糖（ショ糖）をとれば果糖がふくまれています。


では、実際どのくらいの糖質がおやつにはふくまれているのでしょうか。

その目安については、2章でも触れましたが、次ページでより具体的に表にしてみました。


コンビニに行くと、まず目に入るのがアメやグミやチョコレート、そして奥に行けば数々の菓子パン、スナック菓子が陳列されています。

そして、奥の方にはたくさんの種類の味のついた甘いジュースたち……。

この陳列順は決められているようで、だいたい日本全国のどこのコンビニに行っても、同じようなものが同じところにあります。

つまり、日本全国どこのコンビニに入っても、入ったところからずっと甘いものだらけということ

1個／枚あたりの炭水化物量が多い主な菓子パン

スペシャルパリジャン	124.6g	黒コッペ	75.7g
デニッシュブレッドマイルド	109.7g	ふんわりミルクサンド	75.8g
りんごのブレッド	90.7g	こしあんデニッシュ	73.7g
ちぎりカスタード&ホイップ	84.5g	メープルメロン(カスタード入り)	73.5g
4色パン	83.6g	どでかデニッシュ 小倉	73.1g
らくのう牛乳ホイップサンド	82.1g	豆ぎっしり	72.6g
スイートブール	79.1g	味わいメロン	72.0g
神戸お豆パン	78.4g	高級つぶあん栗入り	72.0g
ビスケットサンド	76.9g	カステラサンドさつまいも	71.9g

主なペットボトル飲料の炭水化物量

ポカリスエット(500ml)	約31g	ミニッツメイドQooりんご(425ml)	約51g
アクエリアス(500ml)	約23.5g	なっちゃん オレンジ(425ml)	約45.4g
コカ・コーラ(500ml)	約56.5g	キリン 午後の紅茶ストレートティー(500ml)	約20g
三ツ矢サイダー(500ml)	約55g	ジョージア エメラルドマウンテン・ブレンド(280ml)	約19.6g
ライフパートナー DAKARA フレッシュ・スタート(500ml)	約24g	野菜生活100 オリジナル(720ml)	約56.8g
い・ろ・は・す みかん(555ml)	約25.5g		
ファンタ グレープ(500ml)	約50g		

※2020年9月18日時点での情報を元に作成。
※炭水化物量は「糖質＋食物繊維」の量を指す。

です。そりゃ手に取りますよね?!
（よく手に取るものだから、その順番に並んでいるという考えもありますが）

実際、平成14年の11月中旬に、都内のある小学校で行われた下記の調査によると、ゴールデンエイジの子どもたちはおやつにチョコやクッキーなどの甘いもの、清涼飲料水を選んでいるようです。

飲み物は、カフェインの入っているお茶もよくありませんが、甘い飲み物も良くありません。

いつもよく食べるおやつは何ですか

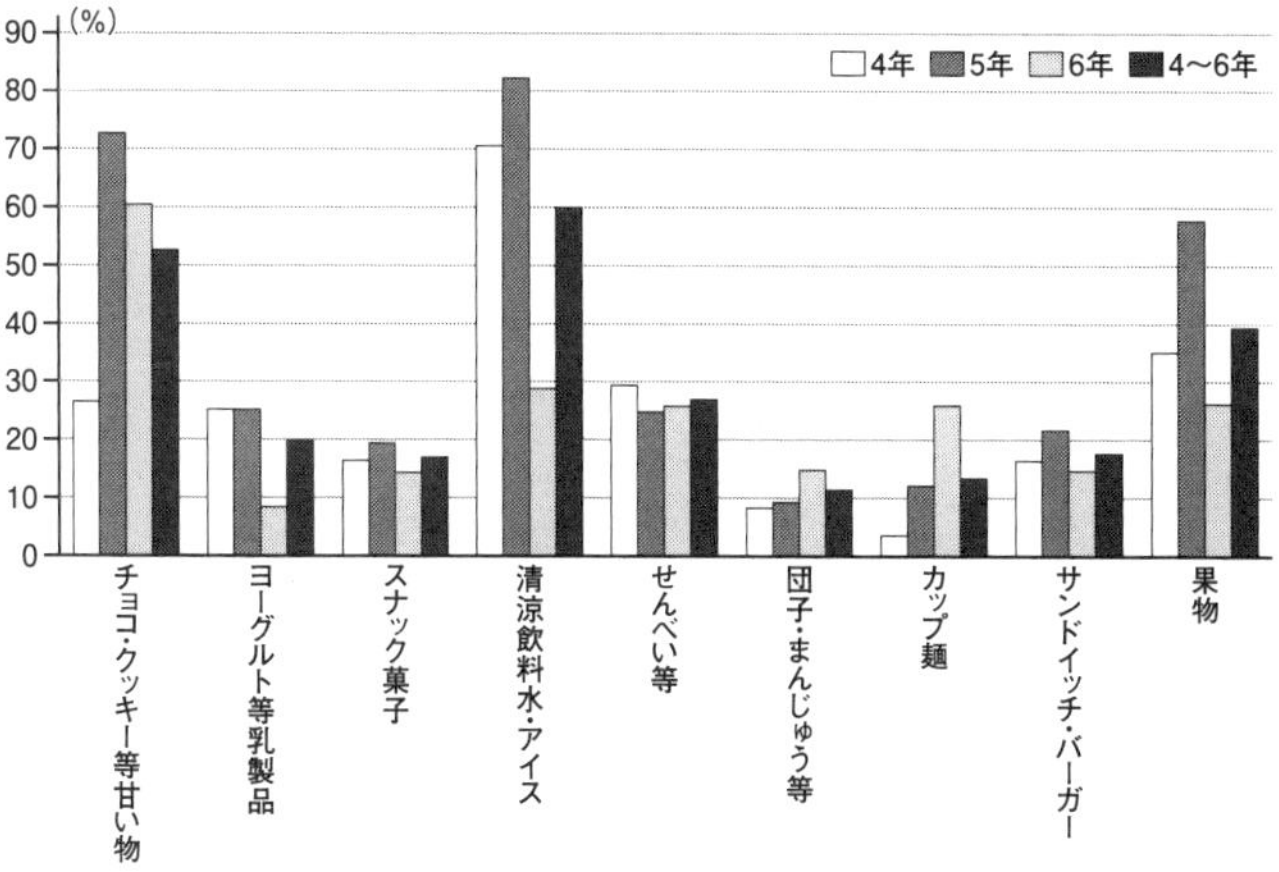

ク：空っぽのお菓子とは？

そして、これらのアメ、グミ、菓子パン、ペットボトルには、鉄や亜鉛、ビタミンDやビタミンAは、ほぼふくまれていません。

糖質はあるのでエネルギーにはなりますが、栄養がないものをとっているのです。これを「エンプティーカロリー」(empty calories) と呼んでいます。つまり空っぽのカロリーということです。

糖質を一気にたくさん摂取するので、一次的な満足感はバッチリあります。しかし、成長期に欠かせない栄養素はありません。

そして甘いお菓子や飲み物には、栄養はないのに、麻薬に近い効果があるのです。一度食べるとそのときの幸福感が忘れられず、また食べたいという衝動が抑えられなくなるのです。

アメリカのプリンストン大学のラットを用いた実験でも、砂糖が麻薬と同じような禁断症状と中毒反応を示すとしています。

空っぽなのにどうしてもやめられないのです。これはとても怖いことですよね。

（参考文献：Evidence for sugar addiction: Behavioral and neurochemical effects of intermittent, excessive sugar intake　https://www.ncbi.nlm.nih.gov/pmc/articles/PMC2235907/）

マ：丸のみできる噛まないおやつ

このようなおやつたちは、あまり噛まずに口の中で溶けたり、何回か噛めば容易に飲み込むことができます。ジュースに至ってはごくごく飲むだけです。

咀嚼しないため満腹中枢も刺激されにくく、ついつい量を食べすぎてしまいます。

結果、血糖値がぐんぐん上がります。すると、急発進・急停車するスポーツカーにさらに拍車がかかります。

もし、おやつを買う時間とお金があるとすれば、意味のあるおやつにしたくありませんか。

塾に行く前、コンビニで菓子パンと甘いペットボトル飲料を飲んで、授業が始まる前はギャーギャー騒いで興奮状態、先生に叱られてやっと授業が始まったのに、頭がぼーっとして全然働かない。そのうえに眠くなってウトウト……そして、先生に叱られる……。

お子さんが、こんな経験をしてはいないでしょうか?

もしかしたら、これはその子がいけないのではなく、「アクマおやつ」がいけないのかもしれません。まず「アクマおやつ」をやめてみましょう。

〈アクマおやつのもたらしたもの〉

この「アクマおやつ」が長く続いたために、我々にもたらしたもの。つまり、糖質を多くふくみ、栄養のないものを一気に食べたことによる血糖値の急激な上昇に、長期的にさらされたために起こったのが、肥満だと私は考えています。

近年、肥満の子どもたちは右肩上がりで増えています。

では、なぜ血糖値が急激に上がると肥満になるのでしょうか。

体にたくさんの糖質が入ってきて、血糖値が上がると、インスリンがすい臓から分泌されます。インスリンが分泌されると、糖を筋肉や脂肪にとり込み、血糖値を下げます。つまり、体の脂肪が増えるのです。

またインスリンには、すでに肝臓に蓄えられている糖の貯蔵であるグリコーゲンが分解されて体内に流れ出ないようにすることで、血糖値の上昇を防ぐ効果もあります。

ここで問題にしている糖質とは、「アクマおやつ」に多くふくまれている単糖類であるグルコース（ブドウ糖）や果糖、そしてグルコースと果糖が一緒になったショ糖（砂糖）のことです。

また、グルコースが体内に入ってくると、一部がエネルギーとして消費されますが、それ以外は肝臓にグリコーゲンという形で蓄えられます。それでもまだ、あまりあまったグルコースは中性脂肪になります。これがまた肥満の原因になります。

つまり、糖質が多いとインスリンがたくさん出るから脂肪が増えるし、あまった糖質（グルコース）も中性脂肪になるため、肥満になるということです。

また、『果糖中毒』の著者であるロバート・ラスティグ氏によると、果糖はグルコースよりさらに体に悪い作用があるとしています。

原因は大きく分けてふたつ。

ひとつは果糖がもたらす「メイラード反応」というもので、果糖がこの反応を起こすスピードは、グルコースの7倍に匹敵することがわかっています。メイラード反応とは褐色反応のことで、例えばバナナを放置すると茶色くなったり、パンの耳の部分が茶色くなる、あの反応です。

この反応について、同著では「体中の細胞をより速く老いらせ、老化現象、がん、認知機能の低下など、さまざまな退行変性プロセスを引き起こしかねない。今では、果糖がメタボ症候群の主要原因になっていることを示唆する研究がたくさんある」（一部抜粋）と説明しています。

もうひとつ、果糖の良くない点は、グルコースのようにいろいろな臓器で代謝されるわけではなく、肝臓でのみ代謝される点です。

つまり、ペットボトル飲料などで、一気に体内に果糖が入ってくるという状態が続くと、肝臓が代謝しきれなくなりパンクします。すると、肝臓がインスリン抵抗性になるのです。

どういうことかというと、糖に対してインスリンがたくさん出るのに、効かなくなるということです。すると余計なインスリンがさらに増え、先ほど説明したインスリンの作用で脂肪が増えます。

グルコース（ブドウ糖）のとりすぎ、果糖のとりすぎ、砂糖（グルコース＋果糖）のとりすぎで、肥満へまっしぐらということです。

肥満がなぜ体に悪いのかについては、2章でも説明しましたが、肥満が進むと、女児の思春期が早くくるというハーバード大学による報告もあります。

原因にはエストロゲンというホルモンが増えていることが関係しているのではないか、と考えられています。脂肪細胞にはエストロゲンを作る酵素がふくまれているからという説や、インスリンが過剰に出るからそれによってホルモンバランスが崩れるからだという説などがあります。

いずれにせよ、思春期が早くるということは、初潮の年齢が低くなってきているということです。初潮年齢が早まると、思春期うつ病の原因になる、将来乳がんのリスクが上がる、心血管疾患のリスクが上がる、というネガティブな報告も散見します。

また、定期的な生理が始まると、さらに早く鉄欠乏に陥る可能性が高くなりますし、女性の私からしても、あのように煩わしいものは何十年経験してもいやなものです。

学校生活も不安になるでしょうし、腹痛や頭痛にも悩まされるかもしれません。

適切な時期に始まるのは受け入れるしかありませんが、肥満が原因で早まるのは避けたいものです。

（参考文献：Ludwig DS, Peterson KE, Gortmaker SL, Relation between consumption of sugar-sweetened drinks and childhood obesity: a prospective, observational analy- sis. Lancet 2001; 357: 505–508. https://www.hsph.harvard.edu/obesity-prevention-source/obesity-trends/global-obesity-trends-in-children/）

国をあげておやつ改革をしようとしている海外諸国

〈課税対象にする海外諸国〉

この糖質や、ペットボトル飲料に多いソーダに対して、課税をし始める国が増えています。

２０１０年にルーマニアで「ジャンクフード税」、２０１１年にハンガリーで「ポテトチップス税」、そしてフランスでは、砂糖の添加された炭酸飲料に対して「ソーダ税」が導入されました。

また、２０１６年に世界保健機関（ＷＨＯ）が、砂糖が添加された飲料に対して課税をし、野菜や果物の値段を下げれば、健康度が上がると提唱しています。

その後もアメリカのカリフォルニア州バークレーやペンシルベニア州のフィラデルフィアで「ソーダ税」の導入が決まり、イギリス、タイ、フィリピンでも砂糖税が始まっています。

このように世界各国では、糖質などの制限が肥満改善のために重要であり、喫緊の課題であると考えられているのです。

〈アメリカの学校での取り組み〉

アメリカでは農務省主導のもと、学校で子どもたちが健康的なものを簡単に選べるように、「学校での賢いおやつガイド」というガイドラインを作っています。

(https://cdnlfk.pbrc.edu/pdfs/snacks/Smart%20Snacks%20Guide%202018-2019.pdf)

このガイドラインは、カフェテリアや売店、自動販売機、学校のバザーもふくめ、学校に食べ物を提供する人たちを対象に作られています。子どもや親だけでなく、学校に食べ物を提供する人たちにも周知することで、購入するものが健康的になるように考えられているのです。

その中では、このような説明がされています。

「なぜ賢いおやつが大事なのか」

1：子どもの日々のカロリーの1／4以上を、おやつが占めているから。

2：健康的な食生活を送っている子どもたちは、学校での成績が良くなる傾向があるから。

3：子どもたちは学校生活でたくさんの食べ物や飲み物を消費する。おやつの場合も、健康的なものを簡単に選べるようにする必要があるから。

「賢いおやつの基準はなに?」

・賢いおやつ認定に値するには、まず一般的な栄養基準を満たしていなければならない。
・穀物は、重さにして50％以上全粒粉（ホールグレイン）を使用したものであること。
（※使用原材料の最初に全粒粉があげられている）
・使用原材料の最初にフルーツ、野菜、乳製品、たんぱく質をふくむ食材（肉・魚・卵・大豆など）があげられている。
・少なくとも、1／4カップ以上のフルーツか野菜がふくまれている。
・栄養基準を必ず満たしているもの：カロリー、塩分、糖分、脂質の全てにおいて。

カロリー　200カロリー以下
ナトリウム　200mg以下
脂質　カロリーの35％以下

飽和脂肪酸　カロリーの10％以下
トランス脂肪酸　0ｇ
糖質　重さの35％以下

これをおやつの基準にして、学校で子どもたちが手に入れられるおやつは全て、これを満たしていることを条件にしています。

肥満先進国であるアメリカでは、肥満が糖尿病や高血圧、心疾患や脳疾患、悪性腫瘍など医療費を圧迫するさまざまな疾患の原因になることが明らかになっており、医療費削減のためにも肥満対策には力を入れています。

特に、子どものうちから肥満を防ぐことが大切だと考えており、大人になってからの疾患を防ぐだけでなく、より賢い子どもたちを食事から作ることで国力を上げようと努力しているのです（この賢いおやつ基準は、「Federal requirement＝合衆国の必要条件」なのです）。

そして、賢いおやつであるかは、インターネット上のサイトやアプリで検索することもできます。

■SMART SNACKS PRODUCT CALCULATOR
https://foodplanner.healthiergeneration.org/calculator

これは、学校でおやつが買える環境にあるアメリカならではだと思います。学校を一歩出たら、日本ほどコンビニは身近ではありませんが、スーパーでいくらでも、安くて不健康なおやつは安く手に入ります。しかし、学校に「賢いおやつ」を置くことで、子どもたちの食への意識も変わるでしょうし、なぜこのおやつが取り上げられているのか、を勉強するようにもなるでしょう。

日本でも、甘いペットボトル飲料や甘いお菓子を選ぶ子が多くいて、明らかに肥満の子どもの割合が増えている、これは事実です。

なんとかしなくてはいけません。

最初から毎回の食事を変えるのは難しくても、おやつを変えれば食事も変わってきます。

まずは、おやつから変えてみませんか。甘い、栄養のない、空っぽの、丸のみできて噛まない「アクマおやつ」から脱して、意味のあるおやつに変えていきましょう。

頭ごなしに「ダメ」と言っても、子どもたちは受け入れてくれないかもしれません。学校帰りにコンビニに行ったとき、どうしても甘いものが欲しくなるからです。

しかし、より頭が働き、体が動く、自分たちのパフォーマンスを上げたければ、おやつを変えることが大事であると、何度も説明するしかありません。そして、それが将来の子どもたちの健康にもつながるのです。子どもを守れるのは親や家族だけなのです。

〈さあ今日からおやつ改革です!〉

大事な栄養「鉄と亜鉛DA」を満たすものを選ぶのです。つまり「冬に恋した孫にごはん」です。

朝と昼で補いきれなかった栄養素を補充するため、この後に控えている塾や習いごとでより良いパフォーマンスを引き出すため、一次的な小腹を満たすものでなく、本当の意味で心と体を満たすおやつをいただきましょう。

スーパーやコンビニで買える「買うだけおやつ」

- ふ：フルーツ
  - カットフルーツ
  - ドライフルーツ（レーズン・マンゴー・イチジクなど）
  - バナナ
- ゆ：油
  - 該当なし
- に：肉
  - 焼き鳥
  - 唐揚げ
- こい：濃い野菜
  - 干し芋
  - ミニトマト
  - 温野菜
- し：しらす・シャケ
  - 鮭おにぎり・しらすのおにぎり
- た：卵
  - ゆで卵

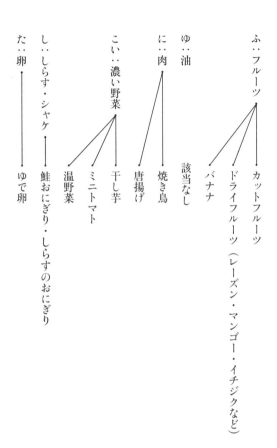

- ま：まめ
  - 納豆巻き
  - インスタントみそ汁
  - 枝豆
- ご：ごまナッツ
  - ナッツ
  - ごませんべい
- に：乳製品
  - 牛乳
  - チーズ（さけるチーズ、6Pチーズ）
- ごはん
  - もち麦を用いたおにぎり
  - 全粒粉のパンを用いたサンドウィッチ

※コンビニやスーパーで買える一回食べきりサイズのヨーグルトで、糖質が低いものはまずありません。

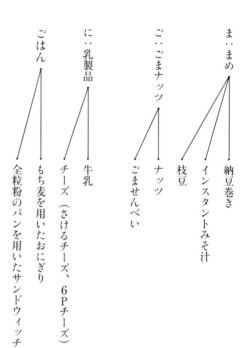

〈学校帰りに塾や習いごとに行く時〉

朝から持っていく場合：「ミルク足しおやつ」

・全粒粉のシリアル＋ドライフルーツを容器に入れて持っていく。
↓コンビニ で牛乳を買って入れて食べる。
・15gのミロを水筒のような容器に入れて持っていく。
↓コンビニで牛乳を買って入れてふって飲む。

学校帰りに自分でおやつを食べ、まっすぐ塾や習いごとに行く場合、市販のものの力を上手に借りて栄養価を上げましょう。

ネスレ食品から出ている、牛乳に溶かして飲むタイプの麦芽飲料「ミロ」は昔からお馴染みかと思いますが、実は鉄、ビタミンD、カルシウムを補充する効果があります。牛乳をおいしい飲み物にするものではなかったんですね。

このように保存が効く食べ物を容器に入れ、その容器を使いまわすことにより、ゴミを減らすこともできます。

学校帰りに親と会える場合：「買うだけおやつ」＋α

・フルーツ
・無糖ヨーグルトに冷凍フルーツを入れる：保冷効果もあって一石二鳥。
・野菜スティック：クリームチーズとレーズンを混ぜたものをつけて食べても可。
・マルガリータピザ：市販のもので可（バジルで鉄補給）。

〈全粒粉のパンやもち麦を用いて〉

・糖分が入っていないピーナッツバターを用いたピーナッツバターサンド
・ねりごまを使ってねりごまサンド
・シャケやしらすとすりごまのもち麦ごはんおにぎり

手間ひまかけたおやつが、必ずしも良いとは限りません。「買うだけおやつ」にちょっとだけ手をかけてあげるだけでも、栄養素が補えます。

フルーツや野菜はカットするだけで良いのです。無糖の生乳ヨーグルトにマンゴーやブルーベリーなどの冷凍フルーツを入れれば、持ち運ぶときに保冷パックを使わなくてもすみますし、栄養価も上がります。

ピザはすでにできている市販のものを、トースターなどで温めます。マルガリータピザにはバジルで鉄補給、乳製品のチーズと油のオリーブオイルがふくまれています。もちろん温める前に、カットした野菜を少しのせても良いでしょう。

ピーナッツバターは、日本で売られているものは糖分が足されているものがほとんどなので、糖分が足されていないものを使うことがポイントです。ごまのパンに塗るタイプのものも同様です。甘みが足りなければはちみつを足すと良いでしょう。はちみつにはコリンという頭を働かせる成分も入っているので、頭脳効果アップ！　です。

そしてこの時の飲み物は、水か牛乳か麦茶やルイボスティーにしましょう。カフェインと糖質のない飲み物です。

時間がない場合「いざという時のおやつ」

・ソイジョイ
・カロリーメイト
・そのほかの栄養バランスバー

しかし、いつでもおやつが準備できるわけでもないですし、コンビニに寄る時間がないときもあるかもしれません。そういう〝いざ〟という時のために、自宅に保存が可能な栄養バランスのとれたおやつをストックしておくと良いでしょう。まとめ買いをすると安く購入もできます。

あ！　もう今日はちょっとの時間もない！　っていうときに持って行く、いざというときのことを考えてカバンの底に忍ばせておく、そんな使い方もできます。

〈それでもやっぱりお菓子が好き〉

はい。そうですよね。それでもやっぱりお菓子は好きですよね。私も好きです。子どもたちも好きです。ケーキも食べたいし、アイスも食べたいです。

お菓子を全て一切やめるというのは難しいです。食べてはいけない！　と思うことが、ストレスになってしまうからです。

では、どういうものなら良くて、どんなときに食べたら良いのでしょう。

これなら食べても良しとするお菓子

・高カカオチョコレート（カカオ70％以上）

チョコレートは、カカオに砂糖とカカオからとれる脂質のカカオバターと粉乳を混ぜたものを言います。このカカオや砂糖、カカオバターや粉乳の割合でダークチョコレートからミルクチョコレート、ホワイトチョコレートの違いができ上がるのです。カカオの分量が多いのがダークチョコレート、カカオが0なのがホワイトチョコレートです。

カカオには、食物繊維、鉄、亜鉛、ビタミンDがふくまれており、成分の割合が高い「高カカオ」のチョコレートであれば、おやつとして食べても良いものです。

しかし、カカオにはカフェインもふくまれています。例えば、明治製菓の「チョコレート効果カカオ72％」ひと粒には、6㎎程度のカフェインが入っています。

ちょこっとチョコが食べたくなったら、このような高カカオのチョコをひとカケラ、ひと粒、健康おやつの最後に食べる。これだけでも満足感が出ます。

・ホームメイドポップコーン
ポップコーンは、とうもろこしそのものをポップして食べるので、全粒粉（whole grain）の食べ物なのです。つまり食物繊維、鉄、亜鉛、ビタミンAをふくんでいます。

しかし、問題になるのは、そこに加えられた塩分と糖分です。市販のポップコーンには指がしょっぱくなるほど塩やバターがかけられています。また、キャラメルポップコーンの場合の糖分はとても多くなります。これでは、せっかくの健康おやつが台無しです。


では、健康なポップコーンを食べるにはどうすればいいのでしょうか。

うちでポップコーンを作ることです。ポップコーン用のトウモロコシは100円ショップでも売っているところはありますし、ネットで買えば安く購入できます。ポップコーンが家庭で簡単に作れるポップコーンメーカーもネットで購入できます。電子レンジで作るタイプなら、1000円台から2000円台で購入可能です。使う油も自分で選べますので、オリーブオイルを使って作ることも可能です。

自宅でポップコーンを作って、そこにパルミジャーノチーズをかける、もしくはきなこやシナモン、カレー粉をかける、などをすれば、数分で健康的なおやつが完成です。

・週1回のお菓子解禁日、楽しい時間をすごそう

週に一度、どこかでお菓子解禁日を作っても良いでしょう。たまには、ポテトチップスなどのスナック菓子も、クッキーも炭酸のジュースも欲しくなるかもしれません。

うちでは毎週末ではありませんが、金曜日もしくは土曜日の夜、「ムービーナイト」といって、この日だけは特別にお菓子を食べながら、なにか好きな映画やテレビを観るという時間があります。

そのときはポテトチップスやポップコーン、炭酸ジュースなど、子どもたちが思うままに好きなものを選ばせて、ひたすらだらだらテレビを観ながら食べます。すると、人間とは不思議なもので、食べていいよと言われると、そこまで食べません。そこそこのところで自然とストレスなくやめられます。

無理に禁止するより、日を決めて解禁するのがいい方法ではないでしょうか。

「賢いおやつ」仲間を作る

子どもが成長するにつれて、子どもたちだけで行動することが増えてきます。

そして、なぜかちょっと悪いことをする、のが〝カッコ良く〟見える時期がきます。

しかし、例えばファストフード店で長居するのが〝カッコ良い〟のではなく、自分の健康に気をつけ、自分のパフォーマンスアップのために、体と心に良い食べ物を食べるのが〝カッコ良い〟とお互い思えるような仲間を作るようにうながしましょう。

一緒にジョギングするとか、野菜スティックを食べながらおしゃべりしたりとか……。

そのためには、学校でも塾や習いごとでも、おやつ選びの重要性についてお子さん同士でも共有してもらいたいのです。

はじめは自分一人だけが周りと違うのは勇気がいるかもしれません。しかし、周りも巻き込んで、みんなで健康になることが、結果的に子ども自身も健康になる効果的な方法なのです。

終章

これからの世界に生きる 子どもたちにしてあげたい7つのこと

さて、ここまで実際に食べる栄養の話をしてきました。

最後に、今度は心を満たす栄養について、考えていきたいなと思います。子どもたちが成長していくうえで、体の栄養はとても大切です。そしてそれと同じくらい大切だと思うのが、心の栄養です。

1、家族みんなで一緒にごはんを楽しく食べよう

まずひとつ目が、「家族みんなで一緒にごはんを楽しく食べるよう」にしていただきたいのです。一人でごはんを食べることを「孤食」と呼びますが、この「孤食」が問題であると言われていて、それには大きくふたつの理由があります。

ひとつ目が、誰にも食事の偏りを指摘されないため好きなものばかり食べてしまい、栄養のバランスがとれないということです。それにより肥満になったり、体の発育に影響したりすることがあるということです。

もうひとつが、孤独であるがゆえに情緒不安定になりイライラすること。食事の場は、「今日こんな

ことがあったよ」とか「お買い物に行った時これが安くて、でもおいしくない？」とかちょっとした今日の出来事の報告の場であり、家族のコミュニケーションの場でもあると私は考えています。「孤食」になるとそれができないため、そこで培われるはずの協調性や社会性が欠如してしまうのです。ある報告によると、「食事の共食状況」と「日常イライラする」の関係について、朝食・夕食を一人で食べる子どもは、誰かと一緒に食べる子どもに比べ「しばしば」、「ときどき」イライラする割合が、朝食で約1．5倍、夕食では約3倍に増加することが示されています。これは、食事がエネルギーや栄養素補給の場だけではなく、心の癒しの場にもなっていることを示唆しています。(そのまま引用：小児内科 Vol. 51No. 9,2019-9)

そして、ぜひお願いしたいのが、食事の時は怒ったり、お説教

「食事の供食状況」と「イライラする」の関係

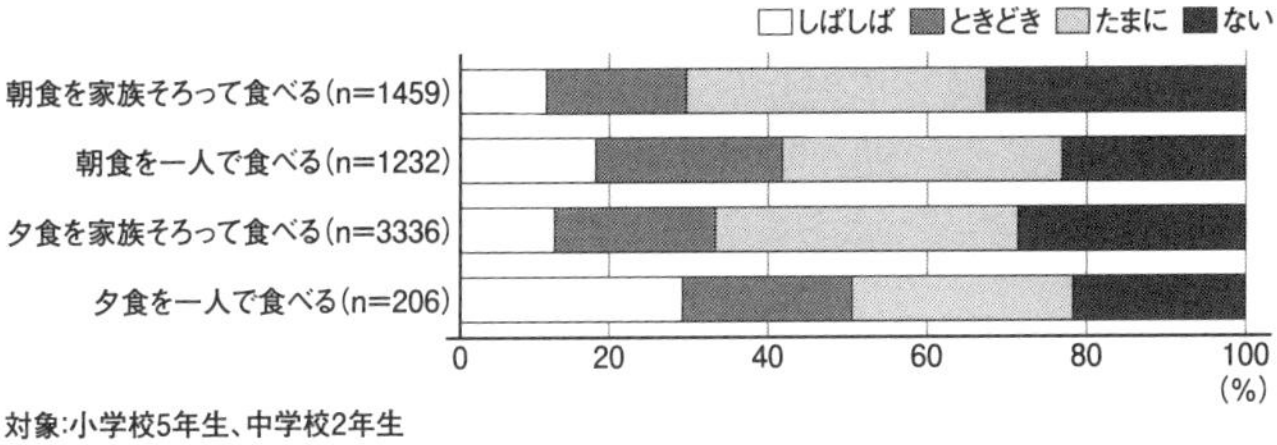

対象:小学校5年生、中学校2年生
※日本小児内分泌学会HPを参考に作成。

をしたりなど、お子さんにとっていやな印象が残るような話は、できるだけしないでいただきたいのです。もちろん、食事のマナーやしつけは必要ですので、口を閉じて食べようね、とかお箸の持ち方はこうしようね、とか、お箸は舐めないようにしようね、など身につけていかなければいけないマナーについては言わざるをえない場合もあります。しかし、それについて話をするとしても、一回の食事につき一個だけ、とするのはいかがでしょうか。あれもダメ、これもダメって言われると、食事をしていてもずっと気持ちが落ち着かず、なんだか嫌になっちゃうものです。

また会話するときの内容も、うれしい話や楽しい話は何も考えなくとも盛り上がるものですが、少し残念な話、例えば「今日テストがあってうまくいかなかったんだよ……」と、もし子どもが話をしてきても、「なんで勉強しなかったの?!」というように子どもを責めるようなマイナスの話をしないようにしましょう。ただ繰り返すだけの、「そっか。うまくいかなかったんだ」これで十分です。食事を食べている時に、いやだなとか、悲しいなとか、残念だなという思いがあると食欲も落ちてきますし、食事の味もわからなくなってきちゃうからです。

とはいえ、ご両親が仕事をしているご家庭の場合、どうしても子ども一人で食事を食べないといけないこともありますよね。私も子どもの頃、両親が働いていて自宅に来客がひっきりなしに来ていました。

来客は夜遅くまでいることが多く、うちのリビングは食卓とつながっていたため、私は夕食時に食卓で食事をいただくことはできず、奥の洗面所の横の部屋に小さいテーブルを置いて、一人で食事を食べることもよくあったのを記憶しています。最初は誰にも何も言われず好きに食べられるのが気楽だったのですが、だんだんとなんとも寂しい気持ちになり、その一人ちゃぶ台生活がしばらく続いた時、もうあそこで食べるのは嫌だ！　と泣きながら怒りました。きっと今も、同じような思いをしている子どもたちはいっぱいいると思います。

ただ、昔と今で異なるのは、インターネットがあるということです。時間さえなんとか確保できれば、画像でつながることができます。子どもの食事は何時間も続くことはありません。せめて最初の10分、オンライン参加していただくだけでも、子どもたちは喜ぶのではないでしょうか。子どもを一人で食事させない、そんな工夫をしてみてください。

2、作り笑いでもいいので笑顔ですごす

えーっ?!　っと思うかもしれませんが、無理にでも笑えということではないです。少し考え方を変えてみる、という感じでしょうか。

実は「笑顔」には解明できていないいろいろな力があるようです。笑顔であることでセロトニンという幸せ物質が出たり、免疫機能が上がる（ＮＫ細胞の活性アップ）とも言われています。そしてこれは「作り笑い」でも効果があるようなんです。だったらこの効果を使わない手はないですよね。

では、どういう場面で使うかというと、例えば、食事を食べている時に子どもが「このおかずきらい！」と言った時。もちろん残さず食べるとか、食べ物を粗末にしないというのは大切なことだと私も思いますが、頭ごなしに「ちゃんと食べなさい‼」、「食べ物を粗末にしてはいけません！」と言われても、子どもは余計にすねて、食べないか、食べてもすごくいやいやで、苦痛を感じながら食べるかもしれません。

そこで笑顔を見せるには、どうしたら良いでしょう。「そっか、きらいなんだ。もしもひと口食べて

くれるとうれしいなー（ニコ）」としてみましょう。すると、意外と「えーじゃあ食べようかなー」と食べてくれることがあるのです。あとは、もう少し小さい子の場合、「あとひとつ食べよー」と声をかけながら、飛行機の音などをマネて「ブーン」と効果音つきで（もちろん笑顔です）、口に食べ物を運んであげるのがおすすめです。

そして食べたら「食べ物を無駄にしなくなってうれしいなあ、ありがとう」とか「いやだと思ったけど食べるなんて頑張ったね」とほめてあげることで、子ども自身も、食べられないと思っていたものを食べることができたという達成感を感じることができ、自信にもつながります。

結果、次の機会にも、「好きじゃないけど、ちょっと頑張ろうかな……」という意欲が生まれ、それが良い循環につながっていきます。

そして、食事の時間が「無理にでも頑張って全部食べる時間」ではなく「新しい味に出会ってもチャレンジできる楽しくうれしい時間」になっていくのです。

しつけなのでしっかり言わなきゃ、という場面もあるかもしれませんが、食事に限らず子どもに対して「こうして欲しい」と思う時は、なんとなく楽しい感じで伝えると、意外とすんなり伝わったりします。親がちょっとニコッと作り笑いでもいいのでするだけで、子どもの表情がゆるみ、こちらの話を聞こうという気持ちになり、対話をすることができるようになってくるのです。こうして家庭という小さい世界の中で、まず人とどうやってコミュニケーションをとるかという練習をしていくと、幼稚園や保育園、小学校など、その後の集団生活に入っていったときもうまくできるようになっていきます。

さらに興味深いことには、作り笑いであっても実際にニコッとしてみると、さっきまでイライラしていた自分まで「まあいっか」という気持ちになってくるから不思議です。笑顔って、人と人とに伝わって自分もちょっと幸せな気持ちになるので、だまされたと思ってぜひ一度やってみてくださいね。

3、お友だちを呼んでごはんを食べる お友だちのうちでごはんをいただく

日本は、世界の中でもお友だちを訪問したり、招待する時間が少ないと言われています。小学生にもなると、塾や習いごとがあって、なかなかそういう時間を確保することができない、ということもあるでしょう。

しかし、このお友だちを訪問したり招待したりしてご飯をいただくことの良い点は、普段の家庭のマナーやルール、食べるスピードを体験することができるということです。もし同じマナーやルールであれば、どこも一緒だなとさらに納得できますし、マナーやルールが異なるようであれば、違うことがあるけどそれはそれで良いんだということを肌身で感じることができます。これは、他者と異なることを受け入れる練習になります。

また、大皿でおかずが出たのであれば、どのくらい自分用にとり分けたらいいのかとか、周りの様

子を見てどうすればいいのかとか、状況判断をする練習にもなります。

これらのことも、大きな社会に出る前に家庭という小さなコミュニティの中で学んでいけたらいいですよね。そのためにも、友だちを訪問・招待する、そしてそこで食事をともにする、ということの大切さを知っていただければと思います。

4、ゲームを置いて外で遊ぶ

2016年、シチズンホールディングス（本社：東京都西東京市）では、6月10日の「時の

1日の友だちとの時間 国際比較

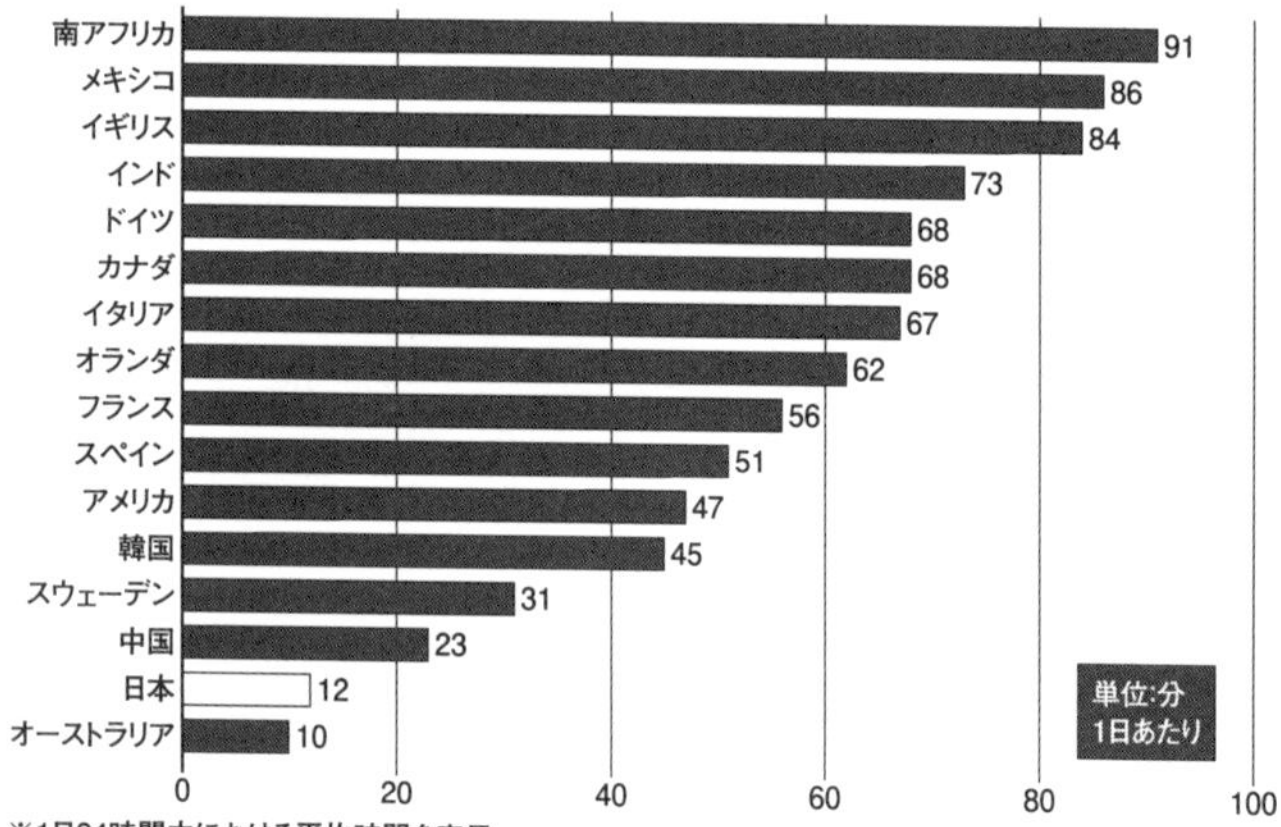

※1日24時間中における平均時間を表示。
※2017年のOECDによる発表「visiting or entertaining friends」を元に作成。

記念日」を前に「子どもの時間感覚」と題して、小学校高学年（4年生〜6年生）を対象にした調査を行いました。「調査の分析に当たっては、一部の設問を1981年（35年前）と2001年（15年前）に実施した同様の調査と比較することで、時間感覚の変化を捉えてみました」（HPより抜粋）

これらの結果から、まず子どもたちの睡眠時間がだんだん減ってきていることがわかります。必要と考えられている人間の年齢別睡眠時間

子どもの時間感覚

		実際の時間			希望する時間		
	%	2016年	2001年	1981年	2016年	2001年	1981年
睡眠時間	100	8時間21分	8時間29分	8時間48分	8時間48分	9時間14分	9時間23分
朝食時間	98.2	18分	26分	21分	21分	25分	25分
お母さんと話をする時間	97.7	58分	1時間16分	53分	1時間14分	1時間33分	48分
お父さんと話をする時間	72.2	30分	36分	28分	39分	58分	48分
家で勉強している時間	97.7	58分	56分	1時間5分	1時間15分	58分	1時間5分
外で遊んでいる時間	69.5	1時間12分	1時間47分	2時間11分	1時間35分	2時間35分	3時間7分
テレビを見ている時間	95.5	1時間43分	2時間19分	2時間9分	1時間44分	2時間37分	2時間37分
音楽を聴く時間	33.7	29分	46分	23分	37分	58分	41分
読書の時間	63.5	29分	44分	34分	47分	56分	55分
ゲームの時間（※2）	75.5	57分	—	—	1時間19分	—	—
メールやSNSの時間（※2）	18.7	19分	—	—	25分	—	—
ゲームやメールを楽しむ時間（※2）	—	—	1時間14分	—	—	1時間44分	—

（行為者の平均時間）

※1：行為の実施率。
※2：2001年は質問項目を「ゲームやメールを楽しむ時間」で調査。

（米国国立睡眠財団）によると、小学生の高学年の場合9〜11時間が推奨ですから、すでに足りていない現状があります。2016年の時点で実際に寝ている時間が8時間前半。20年前と比較するとその時間がだんだん減ってきていることを考えると、今後も減っていく可能性は否定できません。

そして、外で遊んでいる時間も減ってきています。これは推測ですが、おそらく室内でできるゲームやSNSの普及、そして塾などに通う子が増えてきたという現状が考えられます。

外で遊ぶメリットには、まず成長期に必須であるビタミンDは、太陽の光によっても産生されるため、ビタミンDの摂取が増えるという点があげられます。ビタミンDを産生する日光は、ガラス窓によって遮られてしまうため、窓越しに日光にあたるのでは実は意味がないのです。外で、特に冬場でも外でしっかりと遊び、日光を浴びる必要があります。

もうひとつのメリットは、コミュニケーション能力が上がるということです。外で遊ぶ場合、じっとしているということは少ないですよね。お友だちと一緒に走り回ったり、遊具で遊んだり、ボールなどで遊んだり、会話をしながら体を動かすことになります。その中で子どもたちのルールができたり、違う意見と出会ったり、さらにはその意見の違いを理解しつつ、みんなが納得するためにはどうしたら良いだろうと考えるようになります。これはゲームの中の世界ではなかなか得られないことです。また、外で思いっきり走り、コミュニケーションをはかるために頭を使うことで、適度な疲労感を感じることができ、夜すぐに眠りにつくことができるようになります。

だから子どもたちにはゲームを置いて、日光の光を浴びるため、そしてコミュニケーション能力を上げるため、さらには睡眠時間を増やすために、外でお友だちと遊ぶ機会を増やして欲しいと考えています。

5、一緒に料理をする できたら月に一回シェフになってもらう！

子どもたちは、いつかは私たちの手を離れますよね。離れた時、困るのは食事なんです。

「Freshman 15」という言葉を聞いたことがありますか？

意味は何かというと、「大学に入学すると、最初の1年間で体重が15ポンド増える」ということです。15ポンドというと大体6キロくらいです。

大学に入ると、ピザなど簡単に食べられる食べ物が増え、野菜が減り、1人暮らしも多いためスナック菓子を食べながら、ネットを見ながら、ソファーに横になりながら、テレビを見ながらそのまま寝たとしても、誰からもなにも言われません。

20歳未満だけどお酒を飲む子どももいるかもしれませんし、運動系の部活やクラブに入らなければ体を動かすことも減っていきます。新しい生活に慣れるのに時間がかかり、今までは感じてこなかったストレスによって、過食に陥ってしまうこともあります。

そうなれば、もう体重は増える一方。

するとどうなるか……。これもアメリカの数値ですが、大学生の3割が過体重か肥満です。

そして過体重や肥満になると、代謝が下がり、エネルギーも欠如し、睡眠障害、そして、糖尿病やガン、心疾患などのリスクが上がるとされています。

せっかく大学に入って一人暮らしを始めたのに、どんどん不健康になっていくのでは、困りますよね。

だからこそ、小さいうちから食事を作る、そして食事に興味を持つ、一体どんな食べ物が体に必要で、〝バランスよく食べる〟とはどういうことか、ということを学んで欲しいと考えています。

最初から何でも自分で作ることはできないでしょうから、まずは「実際の料理はどうすれば良いのか？」というところから入っていき、次に「この献立を作るには、どういう材料が必要なのか？」と考えて、一緒にお買い物に行くのも良いでしょう。お買い物に行ったら、産地が書いてあったり、減農薬のものがあったり、食材がどこでとれて、どのように作られているのか、考えることもできます。

そして最終的には、「月に一回、自分がシェフになる日」を作り、その日は献立を決めるところから始まり、お買い物からお料理まで全て本人にがんばってもらうのです。そうすることで、子どもは自分で「バランスの良い食事ってなにかな?」とか「お金はどのくらいかかるものなのかな?」と考えるようになります。

また、毎日親がどんな思いをして食事を用意してくれているのか、どうして残さず食べないといけないのか、なぜ「いただきます」、「ごちそうさま」と言うのか、が理解できるようになると、私は考えています。決められた金額の中で作らなければならない場合、経済的な感覚も身につきます。いくら好きでも毎回豪華なステーキ! とはいかないこともわかってきます。

将来、せっかく良い大学に入れたとしても、良い就職につけたとしても、体調を壊してはもともと子もありません。

自分で自分の健康を管理できる子に育てるためにも、一緒にお料理をして、かわいいシェフになってもらいましょう。

6、今日あったうれしかったこと残念だったことを言い合いっこする

残りふたつは〝心の栄養〟についてのお話です。

お食事をしているときなど、家族で話をする際に、今日あったうれしかったこと、楽しかったこと、残念だったこと、悲しかったことなどを言い合いっこします。毎日生きていれば、なにかしら記憶に残る良い体験があるはずです。「そんなのなにもない」というお子さんもいるかもしれませんが、それは気がついていないだけです。

極端なことを言えば、少なくとも、ケガをすることなく、飢えで苦しむこともなく、雨風をしのげる家があれば、それは恵まれた環境です。だから親御さんはぜひお子さんに対し、ちょっとした良い体験を思い出せるよう、うながしてあげていただければと思います。

それによって、お子さん自身も常に探そう、見つけようという気持ちで毎日をすごすことになり、お夕飯のときの発表にもつながります。どんな些細なことでもいいんです。例えば「学校のお給食で、唐

揚げが出ておいしかった」とか「お友だちが落としたハンカチを拾ってあげたらありがとうって言われた」とか「席替えをしたら仲の良いお友だちと近くなった」とか……。どうしても今日はなにもない！」というときには、「蛇口をひねったら安全に飲めるお水が出てきた」ということだって、立派な体験です。

次に残念だったこと、悲しかったことも話をします。すごく頭にきたことでもいいでしょう。本当なら、残念なことや悲しいことは起こらないのが一番ですが、起こってしまうものです。そういう負の感情を子どもが内に秘め、抱え込んでしまうと、最初はとっても小さかったはずなのに、次第に不安や憶測がまとわりつき始めて、あらぬ方向にふくらんでしまうことがあります。それを避けるためにも、食事の際などにガス抜きをしてあげてほしいのです。

ただし、普段の生活の中で、子どもから「今日こんないやなことがあったんだ」と話し出すのは、とてもハードルが高いことだと思います。場合によっては「言うほどのことでもないか……」と話すのをやめてしまうかもしれません。

そんなとき、もしもご飯の時に悲しかったことの話をするルーティンができあがっていれば、「じゃあ、そのときに言ってみようかな……」と、口に出すハードルを下げてあげることにつながります。

ちなみに、うちの子どもたちの悲しかったことは「今日お昼休みにボールがお腹に当たって、しばらくお腹が痛かった」とか「お友だちが僕のことオナラマンっていうんだ」とか、今のところはそういう内容です。

「話をする」と言っても、順序立てて話をするのは案外難しいもの。そこで、昔からよく言う「5W1H」を意識して話すよう、お子さんに教えてあげると良いでしょう。「5W1H」、つまり、「who=誰が」、「when=いつ」、「where=どこで」、「what=何を」、「why=なぜ」、「how=どのように」です。これを順番に話すようにしていると、漏れなく伝えたいことを言葉にすることができ、話す練習にもなります。

そして肝心なのが、子どもが話してくれたことを評価したり、批判したり、否定したりしないこと。なにも気の利いたことを言う必要もありません。楽しいことでも、うれしいことでも、悲しいことでも、怒りの気持ちでも、「そっか、そんな気持ちだったんだ」とか「楽しかったんだね」、「悲しい気持ちになったんだ」と、そのまま繰り返してあげるだけで良いのです。すると子どもたちも、何を言っても受け入れてもらえるんだと安心し、話をしてくれるようになってきます。

7、毎日愛情を伝える「大好きだよ」とハグの力

そして最後に、とても〝心の栄養〟になるのが、毎日愛情を伝えること。思っているだけではなく、実際に「大好きだよ」と声をかけ、ぎゅっと抱きしめてハグをするということです。

「大好きだよ」と言うのは、最初はなんとなく恥ずかしいように感じるかもしれませんが、毎日言っていると慣れてきて、自然と口に出せるようになります。毎日必ず一回は言うようにして、ハグをすると、子どもたちは愛されている、守られていると肌身で感じることができます。親も、もちろん今までだって子どもを大切に思っていたことに変わりはないのですが、愛情がさらに大きく満たされていきます。

ぜひ毎日、お子さんに「大好きだよ」と声をかけ、ぎゅっと抱きしめてあげてください。親子関係がさらに良い方向に変わってくるかもしれません。

体の栄養も大切ですが、ぜひ心の栄養も‼

巻末特集

オススメ!

朝食＆夕食メニューリスト

鉄ふりかけおにぎり（第３章を参照）
＋前の晩のおみそ汁たまご落とし＋フルーツヨーグルト

しらすすりごまご飯
（ご飯にしらすとすりごまをかけ、胡麻油を少したらす）
＋たまごスープ＋みかん＋チーズ＋しらす（シャケも可）

朝食メニューについて

・ごはんはもち麦入りごはん、パンは全粒粉のパンで。
・おみそ汁やスープは前の晩に食べた夕食の残りを持ち越す形で構いません。そこにたまごを落とすと、さらに栄養価がアップするのでオススメです。残りがなければ、インスタントのコーンスープを牛乳で作ったり、インスタントわかめスープにたまごを落としても可。おみそ汁やわかめスープには、すりごまを一つまみ足すのを忘れずに。
・フルーツヨーグルトとは、無糖ヨーグルトに冷凍フルーツもしくはドライフルーツを入れたものです。
・シリアルについては、オールブランやフルーツグラノーラだと糖質もある程度ありますが、鉄やビタミン類と食物繊維がとれるので問題なし。コーンフレークは糖質が多いものの、朝食を食べないデメリットと比較すると、食べたほうが良いでしょう。ただし、なるべくシュガーコーティングされていないもののほうが良いです。

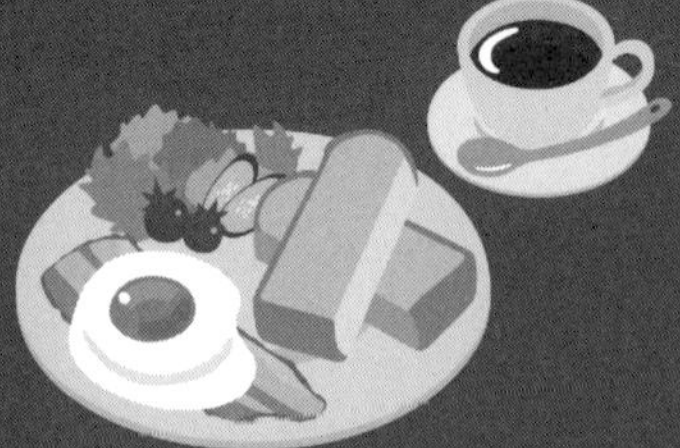

いろいろ食べるのがどうしても難しい場合は、太字のものとフルーツだけでも構いません。
また、同じ内容のものは夕方のおやつにもオススメです。

納豆トースト・スライスチーズトッピング
(食パンにバターを塗り、納豆・チーズをのせる)
+野菜スープ+オレンジ

納豆たまごかけごはん
+ミニトマトとブロッコリー(ごまドレッシング)+スイカ
※納豆がなければ、たまごかけご飯+のりとごまで代用。

シリアル・冷凍フルーツトッピング
+牛乳or ヨーグルト
+枝豆

ピザトースト
(スライスアーモンドをトッピング)
+コーンスープ+柿
※ピザトーストは、大瓶のトマトベースのパスタソースをパンに塗り、ピザ用チーズをのせて焼く。トマトベースのパスタソースの方がピザ用ソースより安くたくさん入っていることが多い。

パパイヤヨーグルト
(パパイヤを半分に切ったところに、無糖ヨーグルトを入れてレモンをかける)
+ゆで卵

たまごトースト
(食パンにスクランブルエッグをのせる)
+ソーセージ
+カット赤ピーマン
+フルーツヨーグルト
※スクランブルエッグを作るときに、チーズを入れてもOK!

夕食のメニュー

1週間分のメニューを「肉の日」、「魚の日」で分けると整理がしやすいでしょう。

例

・月水金曜日は「肉の日」。
・火木土曜日は「魚の日」。
・日曜日は好きなものを。

以下は夕食の料理の一例です。メイン、汁物、野菜、フルーツからひとつずつ選びます。例にあげたメイン料理は大体1カ月分あるので、これをローテーションしていきましょう。

※調理方法は概要のみですので、細かい分量や時間などはお好みで調整して下さい。

【肉の日用メイン(オーソドックス編)】

チキンのトマト煮

材料

鶏肉
トマトの水煮缶(orトマトピューレの缶詰)
野菜各種(たまねぎ、にんじん、セロリ、赤黄色ピーマン、ズッキーニなど)
ニンニク、オリーブオイル
コンソメ、サワークリーム、塩

手順

①……フライパンに、ニンニク2かけとオリーブオイル大さじ1を入れて炒める。
※ニンニクの皮をむくのが面倒なら、包丁の背で潰して皮ごと入れても可。
②……ひと口大に切った、たまねぎ、にんじん、セロリ、赤黄色ピーマン、ズッキーニなどを加えて炒める。
③……②に鶏肉を加えて炒め、トマトの水煮缶もしくはトマトピューレの缶詰を一個入れる。
④……③にコンソメとお水を適量入れて煮込む。
⑤……最後にサワークリームを入れ、塩で味を整える。

肉野菜炒め

材料

豚の薄切り肉(orこま切れ肉)
たまねぎなどあまり野菜
オリーブオイル、片栗粉
A(生姜3～4センチくらい+しょうゆ大さじ2+酒大さじ2+みりん大さじ2)

手順

①……たまねぎやあまっている野菜をカットして、オリーブオイルで炒める。
②……①をフライパンの端に寄せて、豚の薄切り肉やこま切れ肉を真ん中に入れて焼く。
③……②にAをかけ、片栗粉でとろみをつけて完成。

親子丼

材料

鶏肉、たまご、ご飯、たまねぎ、
小松菜、顆粒だし
A（しょうゆ、砂糖、みりん）

手順

①……フライパンに水と顆粒だし、Aを入れて煮立てる。
②……ひと口大に切った鶏肉と小松菜、薄切りにしたたまねぎを①に加えて加熱する。
③……②にときたまごを回し入れ、半熟の状態になるまで煮る。

ハンバーグ

材料

あいびき肉、たまねぎ、にんじん、
ブロッコリーほか、オリーブオイル、
パン粉、牛乳、たまご、塩、コショウ

手順

①……フライパンにオリーブオイルを入れ、みじん切りにしたたまねぎを炒める。
②……ボウルにあいびき肉、塩を入れてこねる。
③……②に①、牛乳、パン粉、塩、コショウ、さらにすりおろしたにんじんや細かくきざんだブロッコリーなどの野菜を加え、よくねりまぜる。
④……形を整え、フライパンで焼く。

ステーキ

材料

ステーキ肉、塩、コショウ

手順

①……ステーキ肉に塩、コショウをふる。
②……フライパンを加熱し、①を焼く。
※ソースは別途お好みで。

麻婆豆腐

材料

豚のひき肉
たまねぎ、にんじん、あまり野菜、
豆腐、オリーブオイル、
チューブしょうが、チューブニンニク
みそ、中華だし、砂糖、片栗粉

手順

①……フライパンにオリーブオイルを大さじ1、しょうがとニンニクのチューブを2cmくらいずつ入れて加熱する。
②……①にきざんだたまねぎを入れて炒める。
③……すりおろしにんじんのほか、うちであまってる野菜もきざんで入れる。
④……③に豚のひき肉を加えて炒める。
⑤……みそ、中華だし、砂糖、水で味付けし、豆腐を入れてさらに加熱。
⑥……片栗粉でとろみをつけて完成。

豚ニラ玉

材料

豚バラ肉、ニラ、卵、オリーブオイル、
チューブしょうが、オイスターソース、
しょうゆ、塩、コショウ、ごま油

手順

①……フライパンにオリーブオイルを入れて熱し、塩少々を加えたときたまごを流し入れる。
②……かき混ぜながら炒め、やわらかい炒りたまごの状態で取り出す
③……空になったフライパンにごま油を入れて熱し、しょうがを入れ、続いて豚バラ肉を入れて炒める。
④……焼き目がついたらニラを入れて炒め、最後にたまごを戻し、オイスターソース、しょうゆ、塩、コショウで味付けをする。

【肉の日用メイン（お手軽調理編）】

簡単トマトチキン

材料

鶏肉、酒、パスタ用トマトソース
スライスチーズ

手順

①……お好きな鶏肉をフライパンで焼き、お酒を少しかけてフタをし、蒸し焼きにする。
②……①にパスタ用トマトソースをかけ、スライスチーズを乗せて再度フタをする。
③……②のチーズがとけたら完成。

ガーリックチキンバジル風味

材料

カットチキン
ニンニク、酒
塩、バジル粉
レモン

手順

①……みじん切りにしたニンニクとカットチキンをフライパンで焼く。
②……①に酒を回しかけて蒸し焼きにする。
③……②に塩とバジル粉で味付けをして、最後にレモンをしぼる。

さっぱり豚

材料

しゃぶしゃぶ用肉
大根おろし、レモン、塩

手順

①……豚のしゃぶしゃぶ肉をゆでる。
②……①に大根おろしをのせ、レモンと塩で味付けをする。

焼き鳥

材料

スーパーなどの焼き鳥
（レバーは必須）

手順

①……最寄りのスーパーなどで焼き鳥を買ってくる。
②……お好みに応じてレンジで温める。

とんかつ

材料

スーパーなどのとんかつ
大根おろし、レモン

手順

①……最寄りのスーパーなどでとんかつを買ってくる。
②……お好みに応じてレンジやオーブントースターで温めた後、大根おろしをのせ、レモンをしぼる。

サーモンのムニエル

材料

鮭（サーモン）
オリーブオイル
小麦粉、バター
塩コショウ

手順

①……塩コショウをふった鮭の両面に小麦粉をまぶす。
②……フライパンにバターをひき、①を焼く。

【魚の日用メイン(オーソドックス編)】

カツオのステーキ

材料

カツオ（さく）
ニンニク、酒
オリーブオイル
バター、しょうゆ

手順

①……フライパンにオリーブオイルをひき、そぎ切りにしたカツオとニンニクを焼く。
②……①にお酒を加えて蒸し焼きにする。
③……カツオに火が通ったらしょうゆをかけて完成。
※お好みでバターをのせても可。

鮭のホイル焼き

材料

鮭の切り身、たまねぎ、にんじん、きのこ（えのき、しめじなど）、バター、塩

手順

①……鮭の切り身に塩をふる。
②……たまねぎは薄切り、にんじん、きのこもカットする。
③……アルミホイルに皮を下にして①をのせる。
④……その周囲に②をのせ包む。
※上からチーズをのせてもOK!
⑤……ホイルをフライパンに入れ、フタをして加熱する。
⑥……最後にレモンをしぼって完成。

さば缶トマト煮

材料

さば水煮缶、トマト水煮缶、(もしくはトマトピューレの缶詰)、たまねぎ、にんじん、セロリ、赤黄色ピーマン、ズッキーニほか、ニンニク、オリーブオイル、コンソメ、塩

手順

①……オリーブオイルをひいたフライパンで、ニンニクを炒める。
※ニンニクの皮をむくのが面倒なら、包丁の背で潰して皮ごと入れても可。
②……ひと口大に切った、たまねぎ、にんじん、セロリ、赤黄色ピーマン、ズッキーニなどを①に加えて、炒める。
③……トマトの水煮缶を②に加えてさらに加熱する。
④……さば水煮缶とコンソメ、水を適量入れて煮込む。
⑤……塩で味を整える。

マグロとアボカドの漬けサラダ

材料

マグロ（刺身用)、アボカド、レタス、にんじん、
A（ごま油、しょうゆ、わさび、すりごま、レモン、きざみネギ）

手順

①……食べやすい大きさに切ったマグロをAに漬け込む。
②……レタスと、細切りにしたにんじんをお皿に盛りつけ、上から①をのせる。
③……最後に、レモンをしぼって完成。

【魚の日用メイン(お手軽調理編)】

焼き魚

材料

お好みの魚
レモン

手順

①……魚をグリルで焼く。
②……焼きあがったら、レモンをしぼる。
※バター、白ワイン、レモン、マスタード、くだいたクルミをまぶして焼くと、味も栄養素もワンランクアップ!

コンビニのお惣菜の魚を買ってくる

材料

惣菜の魚料理

手順

①……コンビニやスーパーで惣菜の魚料理を買う。
②……お好みに応じてレンジやオーブントースターで温める。

ツナとコーンときのこのクリームパスタ

材料

ツナの缶詰、コーンの缶詰
きのこ(各種)、牛乳、塩
バター、パスタ(全粒粉)

手順

①……お好きなきのこを食べやすい大きさに切り、バターで炒める。
②……そこにツナとコーンを足して火を通す。
③……②にコンソメ、牛乳、塩を加えて味付けをする。
④……ゆであがったパスタに③をかける。
※味が薄いと感じたら、レモンをしぼると味がしまっておいしくなる。

【番外編:たまごをしっかり食べる日編】

具だくさんオムレツ

材料

豚のひき肉、たまご
枝豆、トウモロコシ
赤黄色ピーマン
塩、コショウ

手順

①……フライパンで、枝豆、トウモロコシ、みじん切りにした赤黄色ピーマンと豚のひき肉を炒め、塩、コショウをふる。
②……①にときたまごを流し込んでオムレツにする。
※①を耐熱容器に入れ、そこにときたまごを流し込んでオーブンで焼いてもOK!
※ボリュームアップしたい場合は、チーズも加えると良い。

【番外編：たまにはパスタを食べたい日編】

ミートソースパスタ
（お手軽編）

材料

牛ひき肉、ニンニク
オリーブオイル
レトルトや缶詰のミートソース
各種野菜（可能なら）
パスタ（全粒粉）

手順

①……オリーブオイルをひいたフライパンでみじん切りしたニンニクと牛ひき肉を炒める。
※可能であれば、ここにあまり野菜のみじん切りも加える。
②……①にレトルトや缶詰のミートソースを加えて加熱する。
③……ゆであがったパスタに②をかける。
※お好みでチーズをかけても可。

サーモンとほうれん草のクリームパスタ

材料

鮭（サーモン）
ほうれん草、バター、コンソメ
牛乳、塩、パスタ（全粒粉）

手順

①……アク抜きしたほうれん草とサーモンを食べやすい大きさに切り、バターをひいたフライパンで炒める。
②……①にコンソメ、牛乳、塩を加えて味付けをする。
③……ゆであがったパスタに②をかける。
※味が薄いと感じたら、レモンをしぼると味がしまっておいしくなる。

ミートソースパスタ

材料

牛ひき肉
トマトピューレの缶詰
たまねぎ、にんじん、ピーマン、ニンニク、オリーブオイル、コンソメ、ドライバジル、オレガノ、タイムパスタ（全粒粉）

手順

①……たまねぎ、ニンニク、にんじん、ピーマンをみじん切りにする。
②……フライパンにオリーブオイルをひき、①を炒める。
③……②に牛ひき肉を入れて炒める。
④……③にトマトピューレの缶詰とコンソメ、水を加えて煮込む。
⑤……④にドライバジル、オレガノ、タイムを入れる。
⑥……ゆであがったパスタに⑤をかける。
※お好みでチーズをかけても可。

バジルチキンのパスタ
（オイルベース）

材料

鶏肉、バジル
オリーブオイル、白ワイン、塩

手順

①……フライパンにオリーブオイルをひき、鶏肉を焼く。
②……①に白ワインを加え、フタをしめて蒸し焼きにする。
③……火を止め、少し冷ましてからバジルをくわえ、パスタとゆで汁を適量入れる。
④……最後にオリーブオイルをひと回しかけ、塩で味を調える。

【汁物編】

※使う野菜を冷凍野菜に変えれば、さらに簡単に！

ごぼうと油揚げのみそ汁

材料

ごぼう、油揚げ
にんじん、大根
みそ、顆粒だし

手順

①……油抜きした油揚げ、にんじん、大根を食べやすい大きさに切り、ごぼうはささがきにして水にさらしておく。
②……鍋に水とにんじん、大根、ごぼうを入れて煮立たせる。
③……油揚げと顆粒だしを加え、ひと煮立ちさせたあとにみそを溶かし入れる。

豆腐とニラとたまごのみそ汁

材料

豆腐、ニラ、卵
みそ、顆粒だし

手順

①……豆腐、ニラを食べやすい大きさに切る。
②……鍋に水と豆腐を入れて煮立たせる。
③……ニラと顆粒だしを加え、ひと煮立ちさせたあとにみそを溶かし入れる。
④……再び煮立ったら、ときたまごを流し入れ、軽くまぜたら完成。

小松菜と油揚げのみそ汁

材料

小松菜、油揚げ
みそ、顆粒だし

手順

①……油抜きした油揚げ、小松菜を食べやすい大きさに切る。
②……鍋に水と小松菜を入れて煮立たせる。
③……油揚げと顆粒だしを加え、ひと煮立ちさせたあとにみそを溶かし入れる。

じゃがいもと油揚げのみそ汁

材料

じゃがいも
(かぼちゃに変えてもOK)
油揚げ
みそ、顆粒だし

手順

①……油抜きした油揚げ、じゃがいもを食べやすい大きさに切る。
②……鍋に水とじゃがいもを入れて煮立たせる。
③……油揚げと顆粒だしを加え、ひと煮立ちさせたあとにみそを溶かし入れる。

ときたまごコーンスープ

材料

レトルトのコーンスープ
たまご

手順

①……鍋に適量のお湯を沸かし、レトルトのコーンスープを加える。
②……①にときたまごを流し込み、軽くまぜてから火を止める。

餃子入り中華スープ

材料

市販の餃子、ネギ
たまねぎ、にんじん
ごぼう、ごま油
中華スープの素

手順

①……たまねぎは薄切り、にんじんは細切り、ごぼうはささがきにする。
②……鍋で①を炒め、中華スープの素と水を入れて煮込む。
③……②に市販の餃子を加え、小口切りにしたねぎを散らし、ごま油をたらす。
※食べる直前にすりごまをふりかけるのもオススメ。

のりとたまごの中華スープ

材料

たまご、のり、ごま油
中華スープの素

手順

[手順]
①……鍋に水と中華スープの素を入れて火にかける。
②……煮立ったところでときたまごを流し入れ、軽くまぜて火を止める。
③……のりをちぎってふりかけ、ごま油をたらして完成。

野菜たっぷりスープ

材料

たまねぎ、にんじん
セロリ、赤黄色ピーマン
ズッキーニほか
肉類（ソーセージ、ベーコン、鶏肉など）
コンソメ

手順

①……たまねぎ、にんじん、セロリ、赤黄色ピーマンなどを細かくきざみ、フライパンで炒める。
②……そこに肉類を加えてさらに炒めたのち、水とコンソメを入れて煮込む。

あさりとエビの魚介スープ

材料

たまねぎ、にんじん
セロリ、赤黄色ピーマン
ズッキーニほか
あさり、むきエビ
オリーブオイル
白ワイン、牛乳、塩

手順

①……たまねぎ、にんじん、セロリ、赤黄色ピーマンなどを細かくきざむ。
②……①とあさり、むきエビ、ニンニクを、オリーブオイルをひいたフライパンで炒める。
③……②に白ワインを加えて加熱し、アルコールを飛ばした後、牛乳と塩で味を調える。
※牛乳を豆乳に変えても可。

【野菜編】

きのこバターサラダ

材料
レタス、赤黄色ピーマン
ブロッコリー、トマト
きゅうり、にんじん
きのこ（各種）
バター、しょうゆ

手順
①……用意した野菜ときのこを食べやすいサイズに切る（もしくはちぎる）。
②……バターとしょうゆできのこを炒める。
③……野菜のうえに②をかけていただく。

スティック野菜

材料
赤黄色ピーマン
ブロッコリー
トマト、きゅうり、にんじん
ごまドレッシング
マヨネーズ

手順
①……用意した野菜をスティック状（もしくは食べやすいサイズ）に切る。
②……①にごまドレッシングやマヨネーズをかけていただく。
※もちろん、何もかけずに食べてもOK!

バルサミコ酢サラダ

材料
レタス、赤黄色ピーマン
ブロッコリー、トマト
きゅうり、にんじん
ゆでたまご
オリーブオイル
バルサミコ酢

手順
①……用意した野菜とゆでたまごを食べやすいサイズ切る（もしくはちぎる）。
②……①にオリーブオイルとバルサミコ酢をかけていただく。

ツナのサラダ

材料
レタス、赤黄色ピーマン
ブロッコリー、トマト
きゅうり、にんじん
ツナ水煮缶
マヨネーズ、すりごま

手順
①……用意した野菜を食べやすいサイズに切る（もしくはちぎる）。
②……水気をきったツナとマヨネーズ、すりごまをまぜる。
③……野菜のうえに②をかけていただく。

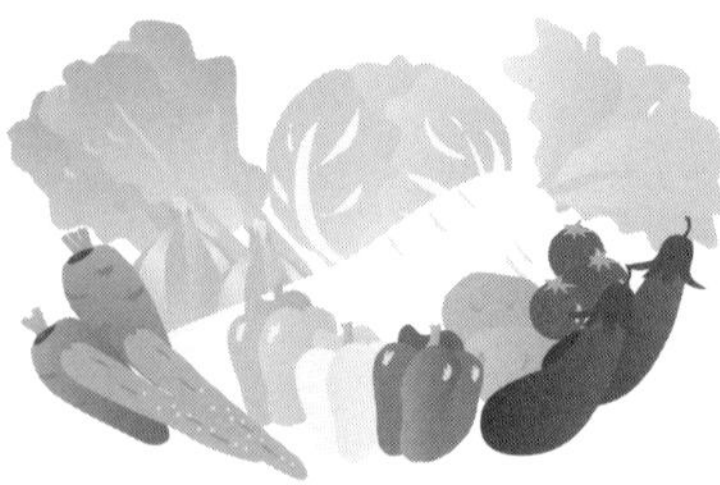

【フルーツ編】

冷凍フルーツ
ドライフルーツ

材料
冷凍フルーツ（各種）
ドライフルーツ（各種）

手順
①……片手の手のひらに乗るくらいの量を目安に選ぶ。
②……そのまま食べても良し、ヨーグルトなどにのせてもOK!

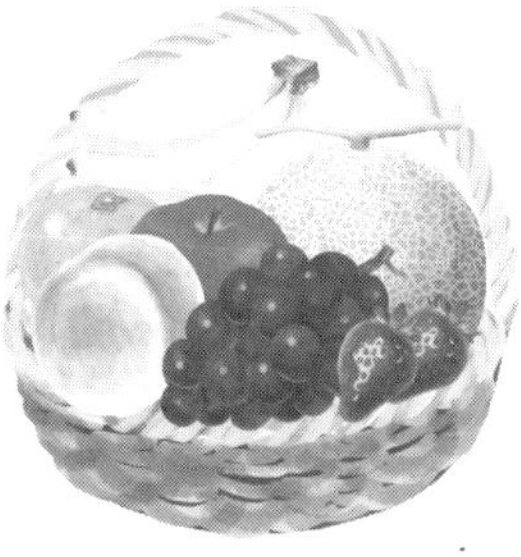

フレッシュフルーツ

材料
〈季節もの〉
柑橘類、いちご、りんご
メロン（赤肉）
スイカ、プルーン
柿、ぶどう、など

〈通年〉
バナナ、パパイヤ
マンゴー、キウイ
パイナップルなど

旬のものは、その時期に買うと栄養価も高く、安く手に入るのでオススメ。一方、通年のものも、ここにあげた果物はわりと安くていつでも手に入り、栄養価も高い。

手順
①……片手の手のひらに乗るくらいの量を目安に選ぶ。
②……そのまま食べても良し、ヨーグルトなどにのせてもOK!

できる子どもの
最強ごはんとおやつ術

令和2年11月1日　初版第1刷発行

著者　工《く》藤《どう》紀《のり》子《こ》

イラスト　木下淑子

写真提供：WESTEND61/アフロ

企画協力　ノマディカ
伊藤美賀子

デザイン　カワグチ トモユキ（シンカ製作所）

発行人　加瀬弘忠
編集人　前田宗一郎
発行所　株式会社文友舎
〒102-0082
東京都千代田区一番町29-6
電話　編集部03-3222-3733
出版営業部03-6893-5052
www.bunyusha-p.com

印刷所　大日本印刷株式会社

ISBN 978-4-86703-803-1